營養師的全方位護腎飲食

吃出好腎力

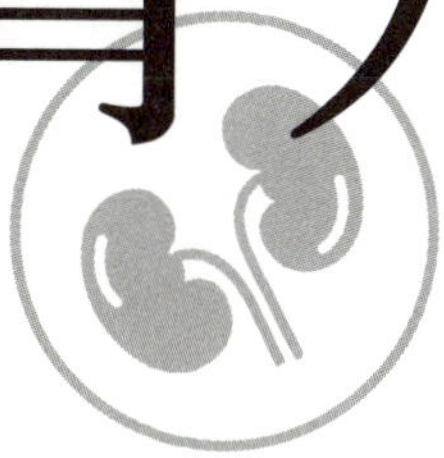

陳怡婷 著

推薦序

腎臟病的營養知識亟需推廣，幫助腎友清楚了解如何落實正確飲食是當代很重要的課題。怡婷營養師的觀點讓我特別欣賞，她強調：「不是單一食物不能吃，而是掌握好使用量，讓腎友飲食更彈性、多元。」這本書是腎友與陪伴者的飲食助力，能讓大家更安心地面對腎臟病飲食。

……財團法人腎臟病防治基金會營運長、腎臟病衛教師　吳苡璉

過往在臺大醫院的慢性腎臟病照護門診，衛教過無數慢性腎臟病患者，深知患者們在飲食準備上常感到無所適從。怡婷營養師除了有多年臨床經驗外，也有腎臟專科營養師證照，她的新作中詳細地介紹了洗腎前後的飲食注意事項，內容包括電解質的控制，對於腎友來說會是一本很棒的工具書，絕對值得擁有！

……營養麵包營養師　呂孟凡

腎病是臺灣的國病，從慢性腎臟病、腎衰竭到洗腎，而洗腎的普遍也讓臺灣被稱為洗腎王國！這本書是怡婷以營養師與照護者家屬的雙重身分，帶給腎友與其親屬最正確與實用的知識、經驗，從生活習慣到飲食迷思，從慢性腎臟病到洗腎的飲食重點，鉅細靡遺地解說與分享，是腎友們必須人手一本的好工具書！

……好食課執行長、營養師　林世航

身為醫師，我深知「吃對」是預防百病的關鍵。正確的飲食是最好的預防醫學，是人人都能輕鬆實踐、送給自己最好的健康處方箋。誠摯推薦陳怡婷營養師的新書《吃出好腎力：營養師的全方位護腎飲食》。

……醫師　姜冠宇

慢性腎衰竭的治療要有效，腎友本身正確護腎飲食概念占非常重要的關鍵，但醫院衛教往往艱深難懂，推薦怡婷營養師這本《吃出好腎力：營養師的全方位護腎飲食》幫您護腎之路事半功倍。

……洪永祥透析醫療中心院長　洪永祥

營養諮詢與衛教的現場，我遇見愈來愈多民眾，年紀輕輕就開始面對腎功能異常、尿蛋白超標、三高失控的問題。當我告訴他們腎臟病在臺灣的盛行率已高達12%，平均每八人就有一人是腎友時，總會看到一種複雜的眼神——驚訝、焦慮，還有一絲無助。

腎臟是沉默的器官，等到症狀出現，往往已走到較嚴重的階段。許多人在生活裡無意間累積過多的鈉、糖、脂肪與壓力，卻未曾察覺，直到身體發出警訊才驚覺：「我是不是吃錯了什麼？」

陳怡婷營養師這本《吃出好腎力：營養師的全方位護腎飲食》，一定可以幫大家解答那句常被問起的：「腎臟不好，飲食到底該怎麼吃？」

不論希望預防腎病的健康族群，或是正面對慢性腎臟病（Chronic Kidney Disease，CKD），甚至已經進入洗腎階段的朋友，提供實用、易懂、具彈性的飲食建議，讓腎友在複雜限制中，依然可以吃得健康、美味、有尊嚴。

本書將成為腎友們在生活與疾病之間最實用的一盞燈。

……營養師　**高敏敏**

我和陳怡婷營養師是在同一個廣播節目各自宣傳新書時偶然認識，那天我第一次看到《選食：營養師的一日三餐減醣餐盤》，回家讀完之後，深感她的論述清晰、有條理而又不時出現別出心裁之見解。挑戰糖尿病飲食主題成功之後，這次她要挑戰另一難關——腎臟病。衷心期盼廣大病友能夠人手一冊，讓 Cynthia 幫你顧好腎臟健康！

……全職交易人　**梁展嘉**

首先恭喜陳怡婷營養師出新書，我感到既期待又興奮。民以食為天，「吃」乃民眾日常生活最在乎的事，然而腎臟病又與「吃」息息相關，因此大家不得不重視。從健康成人、慢性腎病患者到洗腎患者，該如何吃？在怡婷營養師的最新著作裡，這些問題都可以清楚找到答案。把「吃」的問題顧好，對於健康成人的腎病預防、慢性腎病患者的減緩惡化，以及洗腎患者的營養維持，都是相當重要的。內容非常豐富精彩的一本書，誠心推薦給大家！

……新泰綜合醫院腎臟科主任　**陳佑丞**

目錄

推薦序　03

前　言　淪為洗腎王國，莫忽視國民病　13
腎臟在做什麼？　14
為什麼洗腎率位居世界之冠？　16
肥胖、腰圍粗、三高也是危險因子　17

1 Chapter 守護健康腎臟，從日常生活著手

■傷腎的 NG 行為有哪些？　22
五大傷腎 NG 飲食習慣　23
五大傷腎 NG 生活型態　24
■十大傷腎危險族群，腎臟病不是老年人的專利　26
■簡易自我評估腎臟健康　29
■健康金字塔，護腎黃金法則　31
飲食 5 多 4 少，健康知多少　32
5 多：多原型、多植物蛋白、多纖維、多均衡、多喝水　33
多原型，少加工　34
多植物蛋白，少發炎物質　38
多纖維，排毒素　40
膳食纖維哪種好？　44
抗性澱粉對腎臟有益處　46
彩虹蔬果多樣化　47
全穀雜糧類，少精製　49
堅果種子類抗發炎　52
多均衡，獲取多元營養素　53
多喝水，補足水分護健康　56
4 少：少鹽、少糖、少油、少添加　59

少鹽，小心鈉超標　61
少糖，小心精製糖攝取過多　65
少油，小心吃太油　70
少添加，減法飲食趨勢　73
生活型態 321，健康不要少　78

2 Chapter 未洗腎與洗腎患者的護腎飲食攻略

■我的腎功能好嗎？　86
腎臟病的定義及分期　87
護腎飲食攻略　88
■適合所有腎友的「二足二優」飲食原則　90
足夠熱量，避免營養不良　90
足夠醣類，避免熱量不足　91
優質蛋白，吃進好品質　93
何謂「優質蛋白質」？品質有高低之分？　95
■優質脂肪，吃對好油　100
反式脂肪是什麼？　100
天然反式脂肪是什麼？　102
堅果很健康？為什麼腎友要注意？　106
好油、壞油過量都會增加負擔　107
■未洗腎／洗腎後飲食大不同：高低蛋白飲食怎麼吃？　111
慢性腎臟病「低蛋白」飲食該怎麼吃？　112
主食怎麼選、怎麼吃？低氮澱粉是什麼？　128
醣、糖傻傻分不清？　134
■洗腎「高蛋白」飲食，提升生活品質　143
為什麼需要洗腎？　143
洗腎為什麼要高蛋白飲食？　146

3 Chapter 掌握三低一高，腎友安心吃

■低鈉這樣吃，不踩雷 156

高鈉飲食的危害 157

■低磷這樣吃，控血磷 169

高磷飲食的危害 169

■低鉀這樣吃，才安心 176

高鉀飲食的危害 176

■高纖這樣吃，助排毒 182

纖維對腎友的重要性 182

■腎友還要注意的關鍵 185

腎友嚴禁的食物 185

水分能喝多少？ 186

4 Chapter 外食正確選食，享受吃的樂趣

■解密腎臟外食五危機 190

危機一：選錯蛋白質 191

危機二：高鈉危機 193

危機三：高磷危機 195

危機四：高鉀危機 196

危機五：少纖維危機 198

早餐／早午餐怎麼吃？ 202

中式料理怎麼吃？ 203

西式料理怎麼吃？ 205

日式料理怎麼吃？ 207

越式料理怎麼吃？ 209

港式料理怎麼吃？ 210

便利商店／超商即食食品怎麼吃？ 211
火鍋怎麼吃？ 213
節慶聚餐怎麼吃？ 215

5 Chapter 成為營養偵探，拆穿飲食迷思

■蛋白質吃太多，腎臟會壞掉？應該吃多少？ 222
■菠菜、豆腐一起吃會腎結石？ 225
■雞蛋生吃比熟食營養？雞蛋不能吃蛋黃？ 227
■黑色食物護腎？要多吃黑芝麻、黑棗，適合腎友嗎？ 231
■吃黃豆會尿酸高、痛風，可能影響腎臟？ 234
■香菜水可以幫助腎臟排毒？ 238
■綠拿鐵、精力湯助排毒，人人都適合嗎？ 240
■發酵食物有好菌，助排毒？ 242
■植物性蛋白比動物性蛋白好？吃素對腎臟比較好？ 244
■腎臟病不能吃太鹹，要吃無調味水煮餐？
低鈉鹽、薄鹽醬油較健康？ 247
■貧血要多吃紅肉、紅豆補血？腎性貧血是什麼？ 251
■腎臟病缺鈣，要多食用牛奶、黑芝麻、小魚乾？ 254
■維生素 D 對腎臟有益處？腎友缺乏維生素 D 比例高 257
■魚油對腎臟有益處？ 261
■益生菌可以逆轉腎？菌種、菌株傻傻分不清？ 265

附錄一 常見食物的鈉、磷、鉀含量 269
附錄二 常見食物的代換方式，多元不單調 281
附錄三 參考資料 292

作者簡介 298

前言

淪為洗腎王國，莫忽視國民病

您知道嗎？臺灣擁有「洗腎王國」的稱號！根據美國腎臟登錄資料系統（USRDS）統計，**臺灣洗腎率位居全球之冠！**《二〇二五年臺灣慢性腎臟病臨床診療指引》指出**末期腎臟病盛行率最高是臺灣**，臺灣腎臟醫學會《二〇二三臺灣腎病年報》顯示，臺灣罹患腎臟病人口約 12%，平均每八位就有一人有腎臟病。

其中，有九萬多位腎友接受透析治療（洗腎），由此可見腎臟病已是目前重大的健康議題，更是臺灣長久以來的重要社會經濟問題，也是全球的公共衛生危機！

營養諮詢門診中，我觀察到現代人飲食習慣改變，食物取得便利、外食頻率明顯增加。許多外食料理為了提升風味，會添加過多調味品，導致口味偏重，也使許多人普遍吃太鹹。再加上食品產業蓬勃發展，市面上充斥著各式各樣方便又美味的超加工食品，但這類食品往往含有過多添加物、鹽分、糖分及飽和脂肪，長期下來對腎臟健康造成嚴重威脅。

我父親是腎友，做為一名營養師，也身為腎友的家屬，面對家人生病，一樣會失落、擔憂、心情起伏變化大，可以感同身受腎友和家屬們無論在精神上、體力上都需要承受沉重壓力，一路上陪伴爸爸治療，從慢性腎臟病到進入洗腎，深刻體悟腎友在飲食上的不容易，也深知飲食對腎臟健康的重要性！如果慢性腎臟病沒有妥善控制，會一步步走向洗腎階段。

另外，許多人不知道糖尿病患者的血糖控制不佳，也容易導致糖尿病腎病變，最終面臨洗腎。如何控醣、穩糖？可以參考我的《選食：營養師的一日三餐減醣餐盤》，書中提供不少實用的方法與飲食建議。

除了血糖，血壓、血脂的控管同樣重要，三高若長期失控，也恐將走向洗腎人生！我爸爸就是一個真實案例，當初因長期高血壓，沒有病識感，無積極處理，不知不覺讓腎功能損傷。身為營養師，除了叮嚀爸爸的飲食外，也會留意他的生活作息、運動、服藥狀況等，從日常做起，延緩腎臟惡化。

腎臟在做什麼？

腎臟是人體不可或缺的器官，不只有「排毒」功能，還扮演維持身體健康的關鍵角色。想要好好保養腎臟、守護腎功能，必須先了解——腎臟到底在做哪些事？

1. 清除代謝廢物：食物中攝取的蛋白質經過分解代謝產生的含氮廢物，肌肉代謝的產物，還有外源性，如藥物、環境毒素等產生的尿酸、尿素、肌酸酐等會經由腎絲球過濾，轉成尿液排出體外。

2. 調控水分平衡：水分平衡有助於維持體內滲透壓及細胞體積的穩定，腎臟會根據身體需要調節尿液的生成量及濃度。缺水時，滲透壓上升，身體會釋放抗利尿激素（ADH），使身體吸收更多水分，減少尿液排出。反之，當水分過多時，則排出多餘的尿液，維持體液平衡。

3. 維持電解質平衡：電解質失衡會影響水分、酸鹼值的平衡，電解質平衡與身體中礦物質密切相關，包含鈉、鉀、鈣、鎂、氯、磷酸鹽等，這些重要離子的濃度必須保持平衡，才能維持正常生理機能。

4. 維持酸鹼平衡：人體正常血液酸鹼值為 pH7.4，屬於弱鹼性。若飲食上攝取較多含有磷、硫的食物，經代謝後會產生「磷酸」、「硫酸」等代謝產物，須經由腎臟排出，以維持身體酸鹼平衡。腎功能異常會導致代謝產物累積在體內，可能造成代謝性酸中毒（Metabolic acidosis）。

5. 造血作用：腎臟會分泌荷爾蒙**紅血球生成素（Erythropoietin，EPO）**刺激骨髓製造紅血球，腎功能不佳者會因 EPO 分泌不足，導致貧血現象。

6. 調節血壓：腎臟會製造分泌荷爾蒙**腎素（Renin）**，能調節「血管收縮素」幫忙維持血壓穩定。

7. 維持骨骼健康：腎臟是活化維生素 D 的重要器官，活化後的維生素 D 有助於調節鈣磷平衡，促進腸道對鈣質的吸收，進而維持骨骼健康與多項生理功能。若維生素 D 不足、鈣磷不平衡可能導致骨骼病變、鈣磷沉積在血管或組織中。

為什麼洗腎率位居世界之冠？

1. 不良飲食習慣

國民營養健康調查顯示國人普遍喜歡重口味，吃太鹹（醬汁、湯品、加工品）、太甜（含糖飲料、零食餅乾、糕點、精製澱粉）、太油（油炸物、加工食品）；另外，社會型態改變，許多雙薪家庭都不開伙，加上飲食便利性，外食比例將近七成以上，外食的調味品添加過量，還有許多加工食品。同時會攝取過多精製澱粉、精製糖、鈉、飽和脂肪酸，這些不良的飲食習慣會增加肥胖、代謝症候群、高血壓、高血糖、高血脂的比例，慢性病也會增加腎臟病的風險！

2. 慢性病人口增加

二〇一七年～二〇二〇年國民營養健康狀況變遷調查顯示，十九歲以上成人每兩位就有一位體重過重與肥胖，血壓異常盛行率也是半數以上，此外，血糖異常者每三位成人就有一位，腹部肥胖盛行率約 50%。肥胖、代謝症候群、糖尿病、高血壓、高血脂等慢性病人口比例增加，這些疾病問題同時也會提高罹患腎臟病的機率。另外，洗腎人口中，有**四成**左右同為糖尿病患者！要延緩腎功能的惡化，控制好三高、維持理想體重也是重要因素！控管不佳恐將走向洗腎人生，這也是為什麼腎臟病逐漸成為我國國民病之一。

3. 邁向超高齡社會

臺灣人口老化比例增加，二〇二五年邁入**超高齡社會**，意思是人口有 20% 以上為長者，隨著年齡增長，身體機能逐漸退化，腎臟的代謝與排毒能力也可能變差，所以年長者相對年輕人罹患三高、腎臟病的比例高一些。不過，不代表腎臟病是老年人的專利，近年來腎臟病有年輕化趨勢，且因多數人腎病初期症狀不明顯，加上工作繁忙、飲食不正常、生活不規律等，很容易忽略治療，如果未即時處理，會演變成末期腎臟病，面臨洗腎，甚至危害生命。

4. 不當的用藥習慣

有些人會自行購買成藥、中草藥、偏方等，不看醫囑服用藥物，其中包含來路不明的藥物，藥物本身具有腎毒性或重金屬等，可能會損害腎臟功能。另外，有些患者為了控制病情，聽信親友介紹，重複服用多種中西藥、偏方、健康食品等，也可能導致藥物交互作用或過量攝取。不當的使用藥物可能讓病情控制不佳，加速腎臟惡化。

肥胖、腰圍粗、三高也是危險因子

慢性病已是重要的公共衛生議題，直接威脅到國人的健康與生活品質。

肥胖、體重過重會大幅提升許多疾病風險，例如高血壓、高血糖、高血脂、心血管疾病、中風，甚至癌症；肥胖會使脂肪組織過度分泌**促發炎細胞激素**，導致自由基與氧化壓力上升，進一步危害腎臟健康。此外，肥胖者也常伴隨**胰島素阻抗**、**代謝症候群**，容易使腎絲球長期處於高過濾狀態，促使腎絲球硬化和腎功能的惡化。

三高（高血壓、高血糖、高血脂）也是腎臟沉重的負擔，血壓控制不佳會傷害腎臟血管，導致腎小管萎縮與纖維化；長期高血糖會讓腎臟持續過濾高濃度血糖，造成發炎與纖維化；血脂異常也與腎臟密切相關，會增加心血管疾病的風險。

有研究指出，**肥胖會加速腎功能的惡化**，並增加死亡率，適當的體重控管可以有效延緩慢性腎臟病的進展。一項臺灣的研究，第二型糖尿病患者若體重上升 10％或腰圍增加 15％，會顯著增加罹患腎臟病的風險。由此可見，適當的體重控管、遠離腹部肥胖、減少內臟脂肪的堆積，有助於腎臟的健康！

同時有肥胖與三高的人，更要積極管理體重、腰圍、血壓、血糖、血脂，才能延緩腎臟退化，也遠離許多疾病風險，提升生活品質！

從日常生活中做起，改善飲食行為、規律運動、良好的生活習慣，是腎友體重管理的有效政策，研究指出適當的體重控制，有助於降低蛋白尿濃度，改善腎功能，並延緩腎臟惡化。

本書分為三階段，從預防到慢性腎臟病患者，再到洗腎階段病患，循序漸進地介紹不同病程階段的**護腎飲食的實踐方式：**

第一部分：健康族群的腎臟保健，說明一般健康人如何從日常飲食和生活習慣中著手，維護腎臟健康，降低罹患腎臟病的風險。

第二部分：慢性腎臟病患者的飲食調整，針對已被診斷為慢性腎臟病的族群，說明如何採取適當的腎病飲食策略，以延緩腎功能惡化、降低進入洗腎的風險。

第三部分：進入洗腎後的營養管理，解析洗腎前後飲食需求的差異，並提供洗腎族群實用的調整建議，以預防營養不良、維持良好的生活品質。

希望這三階段的飲食建議能幫助不同需求的讀者，從「想預防腎病的健康族群」，到「已確診慢性腎臟病」腎友，乃至「正在接受洗腎」的腎友，都能找到適合自己的飲食規劃。透過正確的飲食與生活調整，不僅有助於**保護腎臟**，也能有效**維持營養狀態與生活品質**，讓護腎飲食變得更簡單，成為日常生活中可實踐的習慣，不要讓「吃」成為令人感到困難的事。

1

Chapter

守護健康腎臟，從日常生活著手

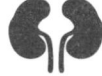

傷腎的 NG 行為有哪些？

腎臟病常被視為「沉默的殺手」，早期慢性腎臟病沒有明顯症狀，容易不知不覺被忽略。就像我爸爸，當初因為長期高血壓，沒有特別不適感，並未察覺到問題，直到尿液檢查異常，有泡泡尿（蛋白尿 Albuminuria），腎功能已出現損害，被診斷為慢性腎臟病第三期（腎病分期詳見第八七～八八頁），目前進入洗腎階段，所以大家要定期健康檢查，才能即時掌握身體狀況。

現代人工作忙碌、外食比例高，不少人飲食偏好**重口味、高度調味、高加工的飲食習慣**。我在營養諮詢門診，曾遇見不少個案的飲食行為，餐桌離不開辣椒醬、醬油、胡椒鹽，餐點口味喜愛沙茶、糖醋、咖哩、椒鹽等料理方式，還習慣搭配排骨湯、玉米濃湯、酸辣湯，覺得這樣才有滿足感。

近年來，團購、網購風行，琳瑯滿目的沾／拌／抹醬、調味品、湯包，如沙拉醬、海苔醬、XO 醬、泰式醬、豆乳醬、辣醬、拌飯／麵醬、抹醬（大蒜、花生、奶酥、可可、鹹蛋黃），以及火鍋湯底、調理包等，雖然美味又便利，但不知不覺中會攝取過量的鹽分、糖分、油脂、食品添加物等，前面提到腎臟是幫忙排出多餘鹽分、代謝廢物及毒素的重要器官，若長期維持不良的飲食習慣會增加腎臟負擔。

健康族群（沒有腎臟相關疾病者）該從哪些面向維持腎臟健康？有哪些不良的飲食行為、生活習慣，是我們該及早修正、避免進一步傷腎的「NG 行為」？本章將帶你從日常生活中找出守護腎臟的關鍵行動，為腎臟健康打好基礎。

五大傷腎 NG 飲食習慣

1. 重口味、愛喝湯：喜歡重鹹、愛淋醬汁、喜愛喝湯品的人，會讓鈉攝取過量，過多的鈉必須藉由腎臟排出體外，高鈉飲食容易導致水腫、高血壓，加重腎臟代謝負擔。火鍋湯底、高湯、濃湯、燉湯等通常為高鈉、高普林、高磷的食物，會增加高尿酸血症、痛風的風險，潛藏許多腎臟危機。

2. 喜愛加工品、添加物過量：喜歡吃加工肉品，如香腸、培根、火腿、肉乾、肉鬆，以及醃製食物，如鹹魚、鹹豬肉、泡菜、醬瓜、蜜餞、豆腐乳，還有火鍋料、零食餅乾等加工食品，含有較多鈉、糖、飽和脂肪酸和食品添加物（如磷酸鹽），長期攝取恐傷腎並增加其他慢性病的風險。

3. 嗜甜者，血糖失控傷腎：常喝含糖飲料、吃甜食、蛋糕、餅乾等，高糖飲食行為除了讓血糖失控，增加糖尿病的風險以外，也易導致肥胖、高血壓、高血脂，這些慢性病是腎臟的高危險因子。

4. 高油食物，血脂失控傷腎：喜愛吃油炸物（鹽酥雞、炸雞等）、肥肉、焢肉、動物皮（豬皮、雞皮等）、高油糕點等高油脂飲食行為不只讓血脂、體重失控，也危害腎臟健康。

5. 不喜歡喝水，毒素無法順利排出：水分攝取不足時，會影響腎臟運作，長時間下來，尿量會減少，也會增加尿液的毒素，還會導致尿道感染、結石等情形。

五大傷腎 NG 生活型態

1. 濫用藥物、藥膳、保健品：國人長久有進補的養生飲食文化，常將中藥材製作成藥膳料理食補來滋補強身、調養氣神。市售保健品更是五花八門，每天吃一大把。臨床發現，錯誤的進補、亂吃來路不明的中藥、西藥、保健品等，長期下來會導致腎臟受損。另外，有些藥物、保健品合併服用，可能會有藥物交互作用，導致產生副作用。

2. 抽菸、暴露菸害環境：許多人以為菸害只有自己抽菸吸入有害物質才算，其實二手菸、三手菸也屬於菸害的一種。長期抽菸、暴露在菸害環境中，不僅增加呼吸道疾病、心血管疾病、癌症等多種健康風險，同樣會損害腎臟健康。

3. 憋尿、不良排尿習慣：尿液是腎臟幫助身體排除多餘水分、代謝廢物、藥物、毒素的重要途徑，憋尿會使膀胱脹大、尿液回流，尿液中的細菌因此從尿道逆行跑到輸尿管、腎臟中，增加腎臟發炎感染的風險。良好的排尿習慣看似小事，卻是保護腎臟的重要一環。

4. 熬夜、久坐不動的生活習慣：長時間熬夜、睡眠不足會導致內分泌失調，增加交感神經作用，導致高血壓、心血管疾病的風險。睡眠不足也會降低腎臟的血流及含氧量，導致腎臟過濾毒素的能力下降，增加蛋白尿的發生。另外，現代人工作忙碌、缺乏運動，上班久坐辦公桌，下班追劇、滑手機、打電動等少活動的不良生活習慣，除了使代謝下降、腰圍增加、體重失控外，還會增加代謝症候群、心血管疾病、中風、糖尿病、腎臟病、憂鬱症等風險，甚至提高死亡率。

5. 暴飲暴食、飲食失衡：常暴飲暴食，吃到飽餐廳、火鍋、燒烤等，短時間大量進食高鈉、高醣、高油、高蛋白、高加工等重口味料理，雖然美味飽足，卻會大幅增加腎臟負擔。偶爾年節聚餐難免會吃得豐富一些，但日常飲食仍要以健康飲食型態為主，避免腎臟長期超載。

十大傷腎危險族群，腎臟病不是老年人的專利

腎臟病不是老年人的專利，這十大高危險族群，不管男女老少都要特別注意，趁早預防，莫忽視！（簡易評估腎臟健康詳見第二九頁）

腎臟病初期症狀往往不明顯，許多人等到出現泡泡尿（蛋白尿）、水腫、疲倦等症狀時，才驚覺身體有異狀。許多危險因子與日常生活息息相關，尤其肥胖、三高等慢性病都會提高罹患腎臟病的風險。以下這**十大高風險族群**，建議定期檢查、提早預防：

1. 肥胖：肥胖是一種慢性疾病，會引發糖尿病、高血壓、心血管等許多疾病，也會對腎臟造成負擔。肥胖指標有三項，符合以下任一項就是肥胖者：

(1) BMI：身體質量指數（Body mass in-dex），正常標準為 18.5 ～ 23.9，大於 24 稱為體重過重，大於 27 才會定義為肥胖。

(2) 腹部肥胖：腰圍建議男生＜ 90 公分（35.5 吋）、女

生＜80公分（31吋）。

(3) 體脂率：需要用儀器檢測，建議男生＜25%、女生＜30%。有些人外型看起來瘦小，若飲食不均、不運動也會囤積脂肪，體脂率偏高，即「隱藏性肥胖」，可能引起糖尿病、高血壓、心血管等疾病，也會對腎臟造成負擔。

2. 高血壓：健康人血壓值建議＜**120/80mmHg**，若長期高血壓、血壓控制不佳會造成腎血管損傷、腎絲球硬化，導致腎功能退化。我國洗腎人口中高達八成有高血壓，因此，積極控制血壓是遠離慢性腎臟病相當重要的一環。

3. 高血糖：血糖正常值**空腹血糖＜100mg/dL**、**糖化血色素（HbA1c）＜5.7%**，長期血糖處於過高的情況下，會造成腎血管病變，我國洗腎人口中，糖尿病患者占了四成左右，且糖尿病的盛行率呈上升趨勢，不容小覷。

4. 高血脂：血脂正常值為**膽固醇＜200mg/dL**、**低密度膽固醇＜130mg/dL**、**三酸高油酯＜150mg/dL**。長期血脂異常容易引發動脈粥狀硬化、心臟衰竭等，造成腎臟血管及組織的損害，進而增加腎臟病的風險。我國洗腎人口中，三成有高血脂，控制好血脂除了遠離心血管疾病外，也是遠離腎臟病的關鍵之一。

5. 高尿酸：尿酸濃度過高（**正常值男性＜7mg/dL，女性＜6.5mg/dL**）會在體內形成尿酸結晶，容易沉積在關節處，導致關節發炎而紅、腫、熱、痛，就是「痛風」。高尿酸也會造成結晶堆積在腎臟，長期下來造成腎臟傷害。

6. 高蛋白尿者：蛋白尿指的是尿液中的蛋白質超過正常範圍（**正常＜30mg/dL**），蛋白尿量愈高，腎功能惡化的機會愈高。

7. 有腎臟病家族史：家中如果有人罹患慢性腎臟病、多囊性腎病變或遺傳性腎炎等，得到腎臟病的風險可能比較高。

8. 高齡者：隨著年齡增長，身體器官功能逐漸退化，腎臟功能也可能衰退，要定期追蹤腎功能狀況。

9. 抽菸：抽菸會刺激交感神經及血管張力素系統，使血壓升高，也容易造成腎臟血管的負擔，更是許多疾病的危險因子。

10. 長期亂服藥：貿然服用來路不明的中草藥、西藥、保健食品等，長期可能危害腎臟負擔。舉例來說，長期亂服止痛藥，有可能造成腎損傷，建議使用任何藥物前應先經過醫師評估。

提醒，腎臟病、三高、肥胖已逐漸年輕化，年輕族群勿輕忽。若有上述高風險因子，建議定期健康檢查，調整健康飲食及生活作息，才能守護腎臟健康。

簡易自我評估腎臟健康

初期腎臟病症狀不太明顯，容易被忽視，許多人出現嚴重不適後才發現。為了及早發現治療，可以透過衛生福利部國民健康署的**五字訣「泡、水、高、貧、倦」**，簡易觀察自己的身體狀況，察覺腎臟是否生病了。

1.「泡」泡尿：尿液裡是否有泡泡尿，就是「蛋白尿」。健康腎臟會攔截、再吸收蛋白質，尿液幾乎檢測不到蛋白質，但若腎臟出問題時，尿液會出現許多泡沫且持久不散。建議早上排尿後，回頭檢查小便，若是因尿液流速較快而有泡沫，正常三十秒左右就會消失，若有蛋白尿，泡泡會密集而不散，持續幾分鐘不消失，要留意可能是腎臟病的徵兆。

2.「水」腫：身體有無「水腫」現象，腎臟功能不佳，體內調節鹽分、水分能力會下降，容易使水分滯留在體內，造成下肢、眼瞼浮腫等現象。雖然造成水腫有很多因素，如高鈉飲食、營養不良、生理期、懷孕期，以及心臟、肝臟等疾病問題，若發現經常有水腫現象，請多加注意。

3.「高」血壓：長期高血壓會損傷腎臟血管，導致腎功能惡化，要定期監測血壓；還要搭配控制血糖、血脂，才能全面保護腎臟健康。

4.「貧」血：腎臟具有製造紅血球生成素的功能，而刺激骨髓製造紅血球。若腎臟功能下降，無法製造足夠的 EPO，可能導致貧血，若發現有不明原因的貧血狀況（如臉色蒼白、頭暈、心悸、虛弱等），也應檢查腎功能。

5.「倦」怠：指身體容易感到「倦怠、疲倦」，雖然倦怠的成因非常多，如忙碌、壓力、睡眠、內分泌失調等生理、心理因素。但當腎臟功能不佳時，毒素容易累積在體內，可能會出現無力感、虛弱、無精打采等。如果經常莫名感到倦怠，千萬別忽視。

若你在日常中發現出現「泡、水、高、貧、倦」的徵兆，建議盡早至醫療院所檢查，可能是腎臟在求救！

健康金字塔，護腎黃金法則

腎臟病往往在不知不覺中找上身，早期腎臟受損症狀不明顯，許多人等到身體有異狀才驚覺，這時腎臟功能可能已經有相當的受損，與其等到發生狀況才治療，不如從日常生活中落實，預防勝於治療，才是守護健康的關鍵。

針對**「無腎臟相關疾病的族群」**，該如何從日常生活中呵護腎臟？必須從飲食行為和生活型態中開始著手，遠離腎臟病的危害。身為營養師，我參考衛福部的腎臟預防保健策略，以健康飲食的角度，修改成**「54321 健康金字塔」**，將飲食強化：**「飲食 5 多 4 少，健康知多少」＋「生活 321，健康不要少」**的黃金準則，落實於日常生活中，一同守護腎臟健康。

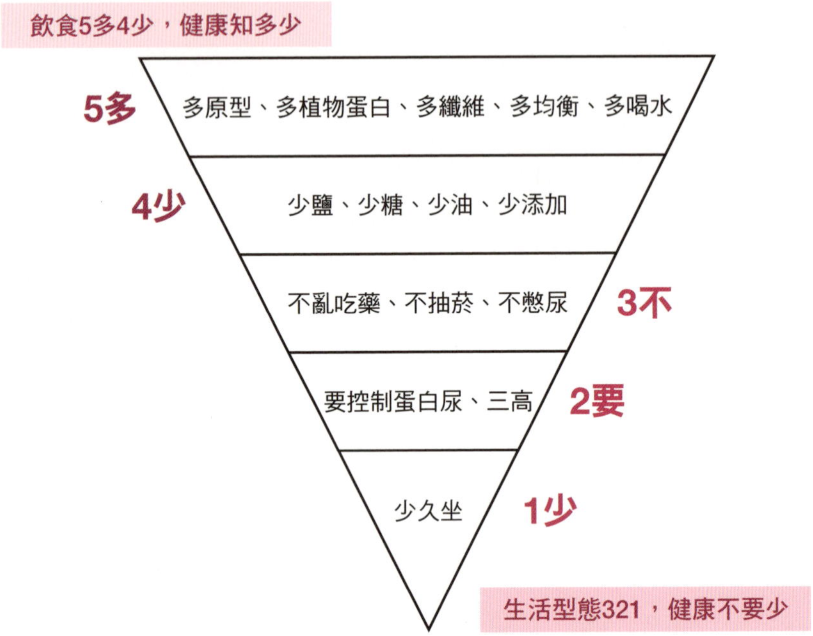

圖 1-1　**54321** 健康金字塔

飲食 5 多 4 少，健康知多少

外食族比例提高，飲食行為趨向過度精緻化，工作繁忙而三餐不正常，有時快速吃一餐，像是早餐麵包加咖啡、三明治加奶茶，中餐隨意買個飯糰、水餃、餛飩麵、便利商店的涼麵或便當，或是叫外送速食店（麥X勞、肯X基）等，辛苦一整天，下班想用美食慰勞自己，鹹酥雞、雞排加珍奶、燒烤配啤酒等，忽略了重要營養素，還可能攝取到過多精製澱粉、精製糖、鹽分、油脂、添加物，造成身體負擔，累積許多危害腎臟的毒素。

蔬菜類、水果類過少，導致膳食纖維（Dietary Fiber）攝取不夠；優質蛋白質的食物（豆魚蛋肉類）並非選擇原型食材，比較多加工製品，如香腸、培根、火腿、臘肉、加工肉排、肉丸、肉醬等，還會攝取到過多添加物。另外烹調料理的方式也很重要，高溫油炸的食品會攝取過多飽和脂肪酸和致癌物質，如丙烯醯胺（Acrylamide）。

有些人因工作繁忙而忘記補充水分，記住，攝取足夠的水分才能幫助腎臟過濾血液，將身體代謝廢物經由尿液排出。（若已是慢性腎臟病或洗腎的腎友請見 Chapter 2）

5 多：多原型、多植物蛋白、多纖維、多均衡、多喝水

飲食行為要培養五多，為什麼對健康這麼重要？該如何落實於生活中？

1. 多原型：多以原型食物取代加工製品，保留原始營養、減少過多添加物。

2. 多植物蛋白：選擇優質蛋白質以外，建議多以植物性蛋白質取代動物性蛋白質，減少飽和脂肪酸的攝取。動物性蛋白會產生較多含氮廢物及促發炎因子。

3. 多纖維：多選富含纖維的食物，補充足夠膳食纖維，可增加腸道蠕動、預防便祕、維持腸道菌叢好菌滋長、減少毒素的累積。

4. 多均衡：攝取多樣化的各類食材，才能獲取足夠的營養素。

5. 多喝水：攝取足夠的水分能幫助腎臟過濾血液，將身體代謝廢物經由尿液排出，維護腎臟的健康。

多原型，少加工

秉持**「吃食物、不吃食品」**的健康飲食行為，多選擇原型食材，少吃過度加工的食品。原型食材指未加工或經過簡單處理、料理的天然食物，例如新鮮的蔬菜、水果、豆類、蛋類、肉類、堅果類等。

■ 原型食材的優點

原型食材比加工食品保留較多營養價值，如維生素、礦物質、膳食纖維，比較不會攝取過多的鹽、糖、飽和脂肪酸及食品添加物等，醃製品、即食食品、加工肉品、烘焙食品通常會加入許多調味品及添加物，如鹽、醬油、味精（又稱L—麩酸鈉）、胡椒鹽，或是食品添加物，如膨脹劑、黏著劑、乳化劑、抗氧化劑等，增加美味，讓口感更好，建議以成分簡單、不過度調味的原型食物為主。

■ 超加工食品陷阱

超加工食品（Ultra-processed Foods）不只對慢性病者

有危害，想減重、健身，甚至一般健康民眾，男女老少都需要注意。

有一些慢性病、減重的個案總是斤斤計較熱量、食物分量，其實除了熱量以外，更要重視吃下去的營養成分。

聯合國糧食及農業組織（Foods and Agriculture Organization，FAO）訂定的 NOVA 食物分類系統，將食物在生產過程中的加工程度及目的分為四類：

- 第一類：未加工或最低度加工食品（Unprocessed or Minimally processed Foods）

就是原型食物，所有食物以最原本的樣子，經過清潔、去除不可食用的部分、研磨、乾燥、冷藏、冷凍等方式處理食材，但不會增加食品的成分，例如新鮮蔬果、豆類、魚類、海鮮類、蛋類、肉類、穀類、堅果類等，或者是單純晒乾的蔬菜乾、水果乾等。

- 第二類：加工烹飪配料（Processed Culinary Ingredients）

經過初步加工的調味品，通常不會單獨食用，加工目的是為了與第一類食物結合成美味的菜餚，例如油品（橄欖油、大豆沙拉油、椰子油等）、鹽、糖（蔗糖、蜂蜜、楓糖等）等。

- 第三類：加工食品（Processed Foods）

結合前面兩項食材自製的食品或加工品，例如自製麵包、自己醃製的泡菜、手工肉排，或者是加工的鮪魚罐頭、玉米罐頭、鳳梨罐頭、調味堅果、乳酪、發酵酒類飲料。

● 第四類：超加工食品

添加較多非天然的成分，像是甜味劑、色素、穩定劑、增稠劑、乳化劑、防腐劑、高果糖玉米糖漿、亞硝酸鈉等，這類食品通常屬於高熱量、高糖、高鈉、高油、保存期限較長的超加工食品。例如含糖飲料、碳酸飲料、包裝餅乾、零食、糖果、冰淇淋、糕點、甜食、加工肉品（火腿、香腸、熱狗）、泡麵、冷凍食品（火鍋料、肉丸、魚排、肉排、素肉）、部分微波即食食品。

NOVA 分類	第一類（未加工或最低度加工食品）	第三類（加工食品）	第四類（超加工食品）
乳品類	鮮乳	乳酪	冰淇淋
全穀雜糧類	烤馬鈴薯、糙米飯	薯條、炒飯	洋芋片、冷凍微波飯糰
豆魚蛋肉類	黃豆、瘦肉、水煮蛋	豆干、漢堡肉、滷蛋	素肉、香腸、鐵蛋
蔬菜類	新鮮蔬菜	醃製雪菜	醃製蔬菜罐頭
水果類	新鮮橘子	橘子果汁	橘子汽水
油脂類	花生	花生醬	花生糖

■ 超加工食品對健康的危害

超加工食品雖然方便又可以讓口感變好，卻含有大量添加物、精製澱粉、精製糖、鈉含量、飽和脂肪酸等，攝取過多對健康會造成諸多危害：

1. 肥胖：過度精緻化的食品，營養價值會大幅降低，人工添加物含量較多，通常為高熱量、高糖、高油脂的食品，長期食用會導致飲食不均衡、營養素缺乏，且營養密度低，較沒有飽足感，短時間內會吃更多，攝取過多熱量，增加肥胖風險。

2. 腎臟病：超加工食品添加較多油脂、糖分、鹽分和許多人工添加物，來增添風味，像是防腐劑、黏著劑、乳化劑。

3. 心血管疾病：超加工食品含較多脂肪，尤其是飽和脂肪，會增加心血管疾病、中風的風險，也含有較多鹽分，可能導致高血壓及其他健康問題。

4. 糖尿病：像是餅乾、零食、糖果、麵包、糕餅、甜食等，含較多精製澱粉及精製糖，屬於高 GI 食品，會使血糖起伏較大，增加糖尿病的風險。

5. 癌症：超加工食品含較多人工添加物，像是人工色素、增稠劑、乳化劑、高果糖玉米糖漿、亞硝酸鈉等，長期食用過多添加物，可能增加身體發炎和過敏反應，甚至影響免疫系統，對健康產生負面影響及潛在的致癌風險。

6. 失智症：攝取過多添加物、飽和脂肪酸、精製糖，除了會增加肥胖、心血管疾病、糖尿病的風險，也會影響大腦健康，增加憂鬱症及失智症的風險！

除了以上疾病，有研究指出還會影響神經、免疫、腸胃道、呼吸系統等諸多危害。學會**選食，減少超加工食品**，多選擇天然原型食材的健康飲食型態，**看懂食品標籤及營養標示**，了解食品的成分及添加物，成分愈單純的愈佳。

以下兩款餅乾進行說明，右款的成分添加物較左款少，營養標示也能知道攝取的熱量、三大營養成分、添加糖、飽和脂肪、反式脂肪、鈉的含量，看懂食品標籤及營養標示更能掌握攝取量，讓控制體重、三高更有效率，遠離許多疾病的發生率。

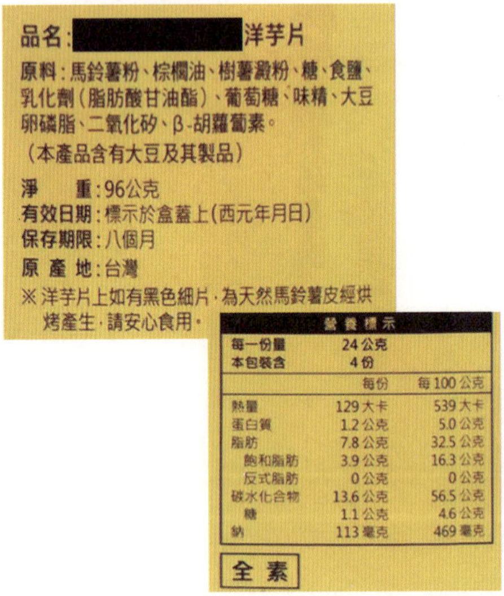

品名：[redacted]洋芋片
原料：馬鈴薯粉、棕櫚油、樹薯澱粉、糖、食鹽、乳化劑（脂肪酸甘油酯）、葡萄糖、味精、大豆卵磷脂、二氧化矽、β-胡蘿蔔素。
（本產品含有大豆及其製品）
淨　重：96公克
有效日期：標示於盒蓋上(西元年月日)
保存期限：八個月
原 產 地：台灣
※洋芋片上如有黑色細片，為天然馬鈴薯皮經烘烤產生，請安心食用。

營養標示

每一份量	24公克	
本包裝含	4份	
	每份	每100公克
熱量	129大卡	539大卡
蛋白質	1.2公克	5.0公克
脂肪	7.8公克	32.5公克
飽和脂肪	3.9公克	16.3公克
反式脂肪	0公克	0公克
碳水化合物	13.6公克	56.5公克
糖	1.1公克	4.6公克
鈉	113毫克	469毫克

全素

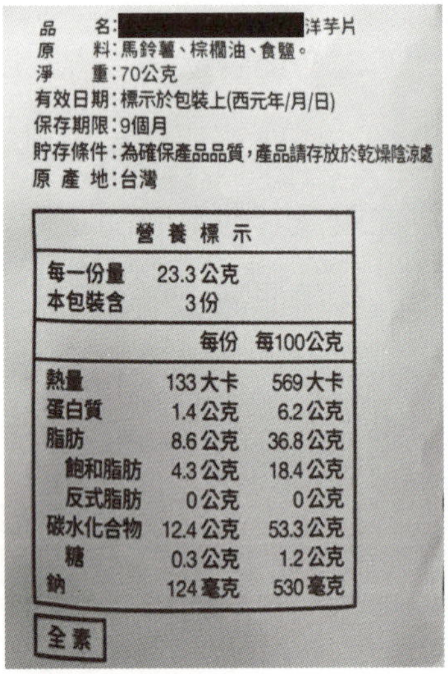

品　名：[redacted]洋芋片
原　料：馬鈴薯、棕櫚油、食鹽。
淨　重：70公克
有效日期：標示於包裝上(西元年/月/日)
保存期限：9個月
貯存條件：為確保產品品質，產品請存放於乾燥陰涼處
原 產 地：台灣

營養標示

每一份量	23.3公克	
本包裝含	3份	
	每份	每100公克
熱量	133大卡	569大卡
蛋白質	1.4公克	6.2公克
脂肪	8.6公克	36.8公克
飽和脂肪	4.3公克	18.4公克
反式脂肪	0公克	0公克
碳水化合物	12.4公克	53.3公克
糖	0.3公克	1.2公克
鈉	124毫克	530毫克

全素

圖 1-2　餅乾營養成分標示比較

多植物蛋白，少發炎物質

只要來自大豆類都屬於優質的蛋白質，如**黃豆**、**毛豆**、**黑豆**及其製品（豆干、豆腐、豆漿、干絲等），也是茹素者重要的蛋白質來源。大豆類同時富含膳食纖維，方便取得，例如早餐可以搭配豆漿，料理能靈活運用豆腐、豆干、毛豆等食材，

增加菜餚變化性，也更均衡。

與動物性蛋白質相比，植物性蛋白質具多項優勢：無膽固醇、飽和脂肪酸含量低，富含膳食纖維、植物固醇、植化素，像是多酚類（Polyphenols）的黃酮類、花青素等。其中最廣為人知的就是植物性雌激素**「大豆異黃酮」**，已有研究指出對身體有許多益處，包含對保護腎臟的健康。還有研究顯示，黃豆可以減少高血壓、高血脂、糖尿病、代謝症候群的風險，皆是腎臟病的高危險因子。

此外，大豆蛋白有助於減少尿毒素、蛋白尿、代謝性酸中毒的產生，並降低發炎反應及減少胰島素阻抗性。更重要的是，植物性蛋白質的磷吸收率比動物性蛋白質低，有助於血磷的控制，對腎臟相當有益處。

隨著健康意識提升，愈來愈多民眾重視食物的選擇和蛋白質品質的重要性，且大豆製品相較於其他蛋白質（如魚類、海鮮類、肉類）更方便取得，價格也較親民。

大豆蛋白的優點

1. 優質蛋白質：含有人體無法自行合成的必需胺基酸，是植物性「品質優良的蛋白質」，也是素食者的主要蛋白質來源，有助修復組織、肌肉生長。

2. 腎臟健康：有研究指出，黃豆蛋白能降低蛋白尿、減少尿毒素及磷的吸收，有助於腎臟保健。

3. 心血管健康：大豆的飽和脂肪酸低、無膽固醇，有助於心血管的健康。

4. 預防三高：含有膳食纖維、植物固醇、卵磷脂等，幫助腸道蠕動、降低膽固醇，有助於血糖、血脂控制，也對改善血壓有益處。

5. 植化素：含有大豆異黃酮，又稱植物性雌激素（Phytoestrogen），具抗氧化、抗發炎、預防骨質疏鬆、緩解更年期症狀等功能。

6. 環境友善：植物性食物生產所需的碳排放較動物性蛋白質低，永續性高。

7. 經濟實惠：大豆製品多元，如豆漿、豆腐、豆干、干絲、黃豆粉等，價格親民，易於取得的蛋白質來源。

多纖維，排毒素

依據二○一七年～二○二○年國民營養健康調查結果，國人膳食纖維九成攝取不足，成年人平均每日纖維攝取量約十三．五～十八．八公克，低於國健署建議的二十五～三十五公克（膳食營養素參考攝取量：成年人為二十～三十八公克）。許多人認為只有「蔬菜類」、「水果類」有膳食纖維，其實「全穀雜糧類」、「豆類」和「堅果種子類」都含有一些膳食纖維。

除了日常飲食攝取足夠的蔬菜類、水果類，主食可以未精製的全穀雜糧類取代精製澱粉（以糙米、五穀飯、燕麥、南瓜、芋頭取代白米飯、白麵條、白麵包），蛋白質可以部分選擇植物性蛋白質的「大豆類」，像是毛豆、黃豆、黑豆和其製品，額外適量補充堅果種子類，可以增加膳食纖維的攝取量。

許多研究顯示膳食纖維對健康有許多益處，促進消化道蠕動、腸道益菌滋長、降低膽固醇；蔬果中的植化素具有抗發炎的效果，促進身體健康及預防慢性疾病。

膳食纖維對腎臟的益處

1. 調節腸道益菌：膳食纖維能增加腸道蠕動、預防便祕，並促進腸道菌叢好菌繁殖，有助於改善腸道菌群失衡，幫助排除代謝產生的含氮廢物，減少毒素對腎臟的傷害。

2. 改善腸道通透性：維持腸道黏膜屏障完整性，降低毒素透過腸壁進入血液的風險。

3. 減少尿毒素產生：膳食纖維經腸道益生菌發酵會產生**短鏈脂肪酸**（Short-chain fatty acids，SCFAs），有助於降低尿毒素前驅物（如吲哚）的濃度。

4. 減少發炎反應：短鏈脂肪酸可以抑制促發炎細胞因子的產生，減少腎臟發炎反應的機會。（短鏈脂肪酸詳見第四三頁）

5. 改善蛋白尿：可能是膳食纖維幫助降低發炎反應和增加代謝的因素，所以高纖飲食型態可以減少蛋白尿。

6. 有助體重控管：膳食纖維能增加飽足感，有助於控制食量、體重，減少肥胖發生率。

7. 穩定血糖：膳食纖維可以減緩飯後血糖波動，對糖尿病患者有益處，也可以預防糖尿病腎病變的風險。

8. 改善血壓：膳食纖維有助於控制血壓，高血壓也是危害腎臟病的危險因子之一。

9. 預防心血管疾病：有研究顯示，水溶性膳食纖維能降低血中膽固醇濃度，減少心血管疾病的發生率。

短鏈脂肪酸是什麼？

短鏈脂肪酸是指碳鏈長度少於六個碳原子的脂肪酸，主要包括乙酸（Acetic Acid）、丙酸（Propionic Acid）、丁酸（Butyric Acid）。這些物質是在腸道（主要是結腸）中，由腸道內的厭氧菌將難消化性的碳水化合物（如膳食纖維、抗性澱粉、寡糖、多醣）發酵後產生。

短鏈脂肪酸對腸道健康及代謝有多種益處，維持腸道菌相平衡、改善腸道黏膜結構、強化腸道屏障、抑制發炎反應等。

1. 腸道健康：短鏈脂肪酸（尤其是丁酸）是提供腸道上皮細胞能量的重要來源，有助維持腸道屏障完整性，並透過調節腸道菌相，促進益生菌（如雙歧桿菌、乳酸菌）滋長，抑制壞菌繁殖；幫助腸道蠕動，改善便祕、腸躁症等。

2. 調節免疫系統：降低促發炎細胞因子的產生（如 IL-6、

TNF-α），並調控免疫細胞活性（如 T 細胞、樹突細胞等），減少慢性發炎。有研究指出，與代謝症候群引起的慢性發炎也有相關性。對自體免疫疾病，如克隆氏症（Crohn's disease）、潰瘍性結腸炎（UC）有保護作用。

3. 幫助體重控管：短鏈脂肪酸可以刺激腸道分泌腸泌素 GLP-1（Glucagonlike peptide 1）、PYY（Peptide YY），影響腦部飽食中樞，增加飽足感，降低食欲，進而幫助體重管理。

4. 改善代謝：

(1) 調控血糖：短鏈脂肪酸能改善胰島素敏感性，影響血糖的調控。

(2) 促進脂肪氧化：有助於減少脂肪堆積，與肥胖、代謝症候群有相關性。

5. 有益神經系統：研究顯示**短鏈脂肪酸能透過影響腸腦軸（Gut-Brain Axis）訊號，影響腦中神經傳導物質的合成**，如血清素（Serotonin）、GABA（γ-aminobutyric acid），有助於穩定情緒、降低焦慮及憂鬱的風險。

短鏈脂肪酸存在哪些食物？

短鏈脂肪酸主要由腸道菌群在腸道中發酵「難以消化的碳水化合物」產生的代謝產物，包含**膳食纖維**、**抗性澱粉**、**寡糖**、**菊苣纖維**、**果膠**、**多醣類**等。有助產生短鏈脂肪酸的食物如下：

1. 蔬菜類：洋蔥、大蒜、蘆筍、韭菜、花椰菜、甘藍、胡蘿蔔、菇類等。

2. 水果類：香蕉、蘋果、梨子、莓果類、柑橘類等。

3. 全穀雜糧類：燕麥、糙米、小米、藜麥、大麥、黑麥、地瓜、扁豆、鷹嘴豆、紅豆等。

4. 豆類：黃豆、毛豆、黑豆等。

5. 堅果種子類：亞麻籽、奇亞籽、黑芝麻、核桃、杏仁、腰果等。

6. 發酵類食品：優格、泡菜、天貝、納豆、味噌、發酵茶（如康普茶）、醋等。

提醒，若攝取過多精製糖和加工食品的人工添加物，也會影響腸道菌群，導致壞菌滋生，減少短鏈脂肪酸的產生。（抗性澱粉詳見第四六頁）

膳食纖維哪種好？

膳食纖維幾乎不會被腸道分解吸收，但對人體卻相當重要，主要分兩大類，非水溶性膳食纖維（Insoluble fiber）及水溶性膳食纖維（Soluble fiber）前者大多存在於蔬菜類，後者大部分存在於水果類，二者除了增加飽足感外，還對健康有許多益處：

分類	非水溶性膳食纖維	水溶性膳食纖維
功能	1. 促進腸道蠕動。 2. 預防便祕，促進排便，幫助排出代謝廢物。 3. 降低腸道壓力，預防憩室症。 4. 減少大腸癌發生率。 5. 增加飽足感，有助體重控制。	1. 降低血中膽固醇濃度。 2. 幫助穩定血糖，延緩葡萄糖吸收。 3. 滋養腸道好菌，維持腸道菌相，減少尿毒素產生。 4. 保持腸道內水分，使糞便柔軟。 5. 增加飽足感，有助體重控制。
成分	纖維素、半纖維素、木質素	果膠、膠類、黏質物
食物來源	全穀類、麩類、大部分蔬菜、堅果種子	多數水果、洋蔥、秋葵、木耳、菊苣、豆類、燕麥

兩種膳食纖維對健康都很重要，食物建議多元選擇，獲取不同營養素，不用勉強選擇深綠色葉菜，建議排除有排斥或過敏的食物，挑選可以接受的食材，才有辦法確實執行。

營養諮詢門診曾遇過因牙口不好，導致蔬菜攝取量不足的個案，建議透過烹調小技巧讓蔬菜質地變軟，例如選用嫩葉、切小塊、切絲或延長烹調時間，都能讓蔬菜更好入口。

另一方面，有些人因外食的蔬菜量偏少，還有常到外國出差，較難攝取到高纖食物。如果真的無法攝取到足夠的新鮮蔬果，可以購買市售纖維粉，加入水中或餐中做補充，不過仍要以食物為主，食品為輔，能吃到天然食材最佳。

抗性澱粉對腎臟有益處

抗性澱粉是發酵性的碳水化合物，是「水溶性膳食纖維」的一種。抗性澱粉為結構較緊密的生澱粉，人體酵素無法浸潤，難以被小腸消化吸收，但到大腸後會被腸道菌叢做為養分使用，也可增加糞便體積，有助腸道健康。

另外，有研究顯示抗性澱粉對腎臟有益處，能改善腸道環境，促進腸道細菌增殖好菌（如雙歧桿菌和乳酸桿菌），減少尿毒素的產生，幫助改善抗發炎反應。

抗性澱粉一樣含有熱量及碳水化合物，一般碳水化合物每公克四大卡，抗性澱粉每公克約二·八大卡，相較一般碳水化合物的熱量較低，食物中常見的抗性澱粉來自於以下三種：

1. 未精製的全穀雜糧類：糙米、紅薏仁、紅豆、紫米、燕麥、蕎麥等。

2. 未熟化的生澱粉：生馬鈴薯、未成熟的香蕉、生山藥、生地瓜等。

3. 化學結構改變導致變性或老化的澱粉：像是隔夜飯，米煮熟後放冷或冷藏，讓澱粉些微回復成生澱粉，降低消化吸收率；以及煮熟放涼的馬鈴薯、冷麵、壽司等，都含有抗性澱粉，會因溫度變化而有所增減。

彩虹蔬果多樣化

膳食纖維主要來源是蔬果類，蔬果還蘊含許多營養素，如植化素、維生素 C、鉀等，能維持腸道健康、增加腸道蠕動、預防便祕並減少毒素的累積，也能幫助穩定血糖、血壓、血脂，以及抗氧化、抗發炎、增強免疫力等諸多益處。

彩虹蔬果植化素都很豐富

顏色	植化素	食物來源
綠	葉綠素、花青素、類黃酮素	蔬菜類：許多葉菜類（青江菜、菠菜等）、綠花椰菜等。 水果類：奇異果、芭樂、棗子、綠葡萄、哈密瓜、青蘋果等。
黃	胡蘿蔔素、玉米黃素、葉黃素	蔬菜類：玉米筍、黃甜椒、黃櫛瓜、胡蘿蔔等。 水果類：橘子、柳橙、鳳梨、芒果、木瓜等。
紫黑	花青素、白藜蘆醇、槲皮素	蔬菜類：紅鳳菜、紫高麗菜、紫洋蔥、茄子等。 水果類：葡萄、桑椹、櫻桃、藍莓等。
白	含硫化合物、多酚類、蒜素、吲哚、苦瓜苷	蔬菜類：大蒜、苦瓜、洋蔥、白蘿蔔、菇類等。 水果類：梨子、龍眼、火龍果（白肉）等。
紅	茄紅素、辣椒素	蔬菜類：大番茄、紅甜椒、辣椒等。 水果類：小番茄、火龍果（紅肉）、紅西瓜、草莓等。

蔬果要吃多少？

有聽過「**彩虹蔬果 579**」原則嗎？這是臺灣癌症基金會的建議，一般健康人的蔬菜類加上水果類的分量：兒童五份（三份蔬菜＋兩份水果），女性七份（四份蔬菜＋三份水果），男性九份（五份蔬菜＋四份水果），如果有糖尿病、高血糖問題者，水果類的攝取量必須另外評估。

蔬菜一份是多少？一份蔬菜生重（未煮熟）為一百公克，煮熟後不同蔬菜的收縮率不同，**一份約等於半碗到八分滿的飯碗**，所以兒童每天至少要吃一・五碗以上（三份蔬菜類）的蔬菜量，女性是兩碗以上（四份蔬菜類），男性是二・五碗以上（五份蔬菜類）。以下屬於蔬菜類：

1. 葉菜類：小白菜、菠菜、紅鳳菜、莧菜、青江菜、芹菜、萵苣、青江菜、空心菜、芥菜等。

2. 豆莢類：豌豆莢（甜豆）、四季豆（敏豆）、長豆（菜豆、豇豆）、荷蘭豆、醜豆（粉豆）等。

3. 花菜類：花椰菜、高麗菜、甘藍、朝鮮薊等。

4. 果菜類：大黃瓜、小黃瓜、苦瓜、扁蒲、絲瓜、茄子、大番茄、青椒、甜椒、翼豆、秋葵等。

5. 蕈菇類：香菇、杏鮑菇、洋菇、美白菇、鴻喜菇、草菇、黑白木耳等。

6. 根莖菜類：胡蘿蔔、白蘿蔔、牛蒡、大頭菜、甜菜根、蘆筍、竹筍、茭白筍、玉米筍等。

7. 芽菜類：豆芽、苜蓿芽、豌豆嬰等。

全穀雜糧類，少精製

有些外食族覺得很難攝取到足夠的蔬菜及水果，總覺得膳食纖維攝取不夠，這時可以選擇未精製的全穀雜糧類做為主食，早餐可以選地瓜、燕麥片、玉米、全麥麵包、全麥饅頭，取代白吐司、白麵包；午餐、晚餐可以選糙米、五穀米、蕎麥麵，取代精製白米飯、白麵條。

未精製澱粉除了膳食纖維以外，相比精製澱粉還有其他營養素，含有較多維生素 B、維生素 E 和礦物質鐵、鉀、磷、鎂、鋅等，升糖指數也較低，對身體有許多益處。膳食纖維能幫助腸蠕動、維持腸道健康；維生素 B_1 能維持能量正常代謝及神經系統的正常功能；維生素 E 具抗氧化作用，能減少自由基的產生；礦物質為維持人體正常生理機能運作不可或缺的營養素。如圖舉例，以最常見的「非精製糙米」與「精製白米」來相比營養價值，糙米的維生素及礦物質相對較多。

「糙米」相比「白米」的營養多更多

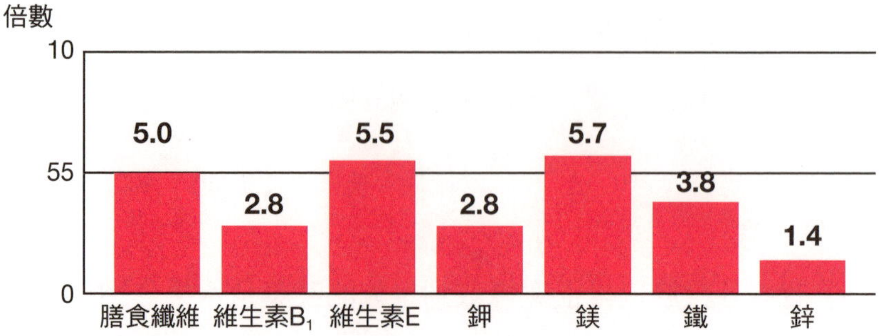

圖 1-3　糙米比白米有較多營養素

另外，雖然未精製澱粉含有較多營養素，不過**一碗糙米飯的熱量、碳水化合物含量等同於一碗白飯**，務必控制攝取量，以免增加身體負擔。

未精製澱粉有哪些？

種類	未精製澱粉	精製澱粉
食物來源	1. **米類**：糙米、胚芽米、小米、紅米、黑米、五穀米、十穀米等。 2. **麥類**：燕麥、蕎麥、小麥、大麥、藜麥等。 3. **根莖雜糧類**：地瓜、馬鈴薯、蓮藕、蓮子、芋頭、南瓜、山藥、薏仁、玉米、荸薺。 4. **乾豆類**：紅豆、綠豆、花豆、鷹嘴豆、扁豆、皇帝豆、豌豆、大紅豆、米豆等。	白米、白麵條、白吐司、泡麵、蛋糕、餅乾。
營養成分	醣類、膳食纖維、維生素 B 群、維生素 E 和礦物質鐵、鎂、鋅等。	主要為醣類。

營養師提醒

此章節是針對非腎臟病腎友且想維護腎臟健康的民眾，腎友需要限制礦物質及蛋白質的攝取，未精製澱粉礦物質及蛋白質含量通常比較高一些，避免攝取過多，以免導致腎功能惡化，主食類建議選擇較精製的澱粉，如白米飯、蘿蔔糕、粄條等，詳情請見 Chapter 2。

全麥麵包如何分辨真假？全穀標章是什麼？

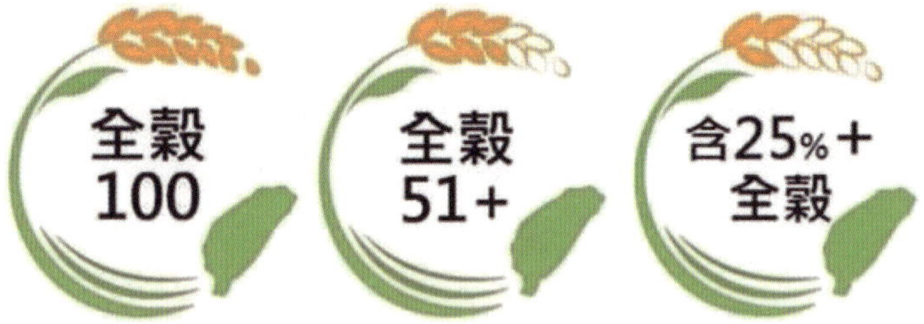

圖 1-4　全穀食品標章（臺灣穀物協會）

麵包常被做為早餐、點心食用，有些人還會當作主食，常見的臺式麵包，如紅豆麵包、菠蘿麵包、奶酥麵包、克林姆麵包、肉鬆麵包等，屬於精製澱粉的食物，含有較多油脂和精製糖，熱量不低。隨著健康意識抬頭，近幾年來全麥麵包、雜糧麵包、黑麥麵包、穀物麵包等，被當成健康飲食的選擇之一，但我們吃到的是真的全麥麵包嗎？還是偽全麥麵包呢？

全麥被歸類為全穀的一種，但因全麥粉的筋性不夠且添加的比例不高，有些業者會添加高筋麵粉、精製小麥麵粉等，所以外表看起來是深色、褐色也不一定是真的全麥麵包。

為了鼓勵民眾增加全穀類的攝取，提升國民健康，衛福部從二〇一〇年開始規範**「全穀產品宣稱及標示原則」**，想要將產品標上全麥的字眼，產品所含的**「全麥粉」必須達到51%以上**才能標示為「全麥」，未達到標準只能標示**「本產品含全麥粉」**或**「本產品部分原料使用全麥粉原料製作」**。除了全麥是全穀外，全穀還包含果皮（糠層、麩皮）、胚芽及胚乳等穀物。

二〇二四年，社團法人臺灣穀物產業發展協會（臺灣穀物協會）開始推廣全穀的相關驗證，讓民眾可以更快速辨識全穀產品的參考標準。有**「全穀100」**、**「全穀51＋」**或**「含25%＋全穀」**三種標籤，分別代表全穀百分比為100%、51%以上或25%以上，數字愈高，代表全穀含量比例愈高。可以根據標章辨識全穀產品的真偽及比例，也可以評估每日食用全穀含量是否足夠來選購產品。

堅果種子類抗發炎

堅果種子類主要提供不飽和脂肪酸，還含有維生素B群、維生素E、礦物質鋅、鎂、磷、鉀等豐富營養素，能抗氧化、減少自由基、保護心血管、降低心血管疾病的風險。均衡飲食中，國健署「國人每日飲食指南」建議每天可以補充一份堅果種子類，對身體有許多益處。

可以用湯匙進行簡單的評估，免洗湯匙或家用鐵湯匙大小，**一湯匙約等於一份堅果種子類**，大約是杏仁果五粒、花生十粒、腰果五粒或核桃兩粒的攝取量。

堅果種子如何吃？如何選？

堅果種子類雖然對健康有很多益處，但屬於油脂類，熱量不低，仍要控制攝取量。堅果種子類每一份提供四十五大卡的熱量（一份堅果種子類有五公克的脂肪，一公克脂肪熱量為九大卡），攝取過量會增加熱量、油脂的攝取，也會導致血脂升高，增加心血管疾病、肥胖的風險。

可以選用堅果種子類取代部分烹調用油，如果不小心攝取過多的堅果種子類，就要減少正餐的烹調用油，例如炒蔬菜改成清燙蔬菜，煎魚改用清蒸魚，炸雞腿改用滷雞腿等方式，控制整日的油脂總攝取量，避免攝取過多造成身體負擔。

目前市售的堅果種子類多樣，例如楓糖、蒜香、椒鹽、油炸酥脆等，雖然好吃，但相對會攝取過多調味品、糖分、鹽分。如果是大量採購，建議選擇分裝成小包裝的產品，或是自己分裝保存，可以避免一次攝取過量，也可以減少堅果種子暴露在空氣中的時間，保持新鮮度。所以，請以**「低溫、烘焙、無調味、包裝完整、新鮮」**為挑選原則。

多均衡，獲取多元營養素

現代快節奏的工作及生活狀態，為求快速、方便，導致營養失衡的問題，而現代生活也趨於靜態，活動量、運動量皆不足，提高了慢性病的風險。

大家可以想想看外食都購買哪些食物？麵包配奶茶、水餃加酸辣湯、滷肉飯加貢丸湯或乾麵加餛飩湯，點心是餅乾零食、蛋糕、手搖飲。沒有攝取足夠的蔬菜、水果，膳食纖維不足外，豆魚蛋肉類的選擇大多是高脂肪的肉類，還有精製糖的點心，長期下來會營養失衡，產生許多健康危機。

均衡飲食三妙招（自煮族、外食族都適用）

1. 多元食材：建議不要固定某幾家，可以選擇不同料理，配料建議選**當季盛產、不同顏色、不同種類的食材**。例如可以這樣吃，午餐吃豬排、高麗菜、菠菜，晚餐就選雞腿、甜椒、紅鳳菜，每餐食材愈多樣化，愈能獲取較多營養素。

2. 黃金三角：均衡攝取六大類食物，如果無法攝取到六大類，至少要有「黃金三角」，全穀雜糧類（醣類）、豆魚蛋肉類（蛋白質）、蔬菜類（膳食纖維）是最基本的，像是便當有飯、有肉、有菜；如果是麵食，記得要配菜、配肉喔！

3. 均衡搭配：盡量均衡、多元性，**若無法六大類食物都攝取，也不要只攝取單一種類**，例如果醬吐司加奶茶、麵包加紅茶，改成雞蛋三明治加鮮奶、豬肉漢堡加豆漿，相對均衡一點。

六大類食物均衡飲食怎麼吃？

《選食：營養師的一日三餐減醣餐盤》有教大家非常好記的均衡飲食手掌法則——**剪刀石頭布手掌法則**，男女老少、外食族、自煮族都非常適用，利用**自己的手掌、拳頭、大拇指**來評估食物的分量，讓飲食更簡單，不需要精算每日所需熱量，也不用帶著餐盤或電子秤去評估。

■「剪刀石頭布」，簡易手掌法則

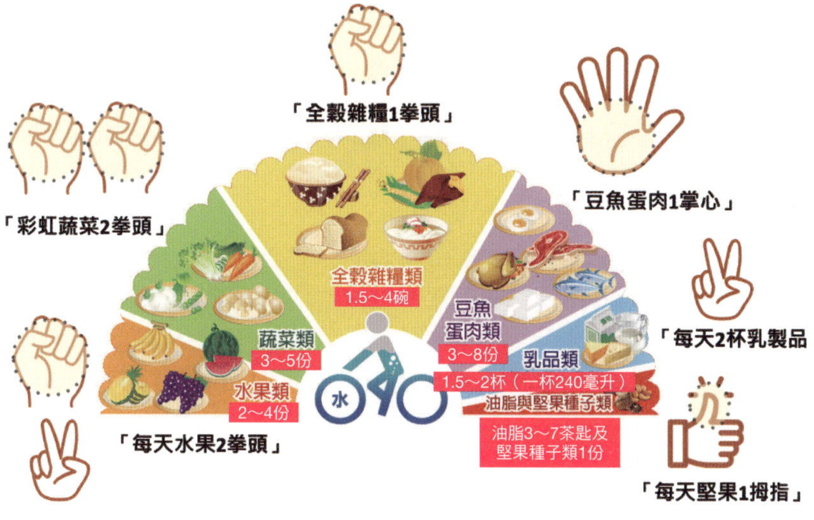
「全穀雜糧1拳頭」
「彩虹蔬菜2拳頭」
「豆魚蛋肉1掌心」
全穀雜糧類
1.5～4碗
蔬菜類
3～5份
豆魚
蛋肉類
3～8份
乳品類
1.5～2杯（一杯240毫升）
水果類
2～4份
水
油脂與堅果種子類
油脂3～7茶匙及
堅果種子類1份
「每天2杯乳製品」
「每天水果2拳頭」
「每天堅果1拇指」

圖 1-5　剪刀石頭布手掌法則

1. 剪刀＝數字「2」：代表**每天兩杯乳製品、每天水果兩拳頭**。

2. 石頭＝拳頭：代表**水果分量每次一個拳頭**，一天兩次水果量，以及每餐**全穀雜糧一拳頭**、每餐**彩虹蔬菜兩拳頭**。

3. 布＝掌心：每餐**豆魚蛋肉一掌心**，不包含手指頭。

4. 讚＝大拇指：代表**每天堅果一拇指**，也可以用一湯匙去評估每天的攝取量。

每個人都是獨一無二的個體，身高、體重都不相同，健康人均可以自己的手掌、拳頭、拇指評估，更多說明與內容詳見《選食：營養師的一日三餐減醣餐盤》。

多喝水，補足水分護健康

攝取足夠水分，幫助腎臟過濾血液，將身體代謝廢物經由尿液排出，維持良好生活型態、規律運動遠離三高，維護腎臟健康。

缺水的警訊及影響

1. 尿液變深、味道變重：水分不足時，腎臟會回收水分並減少排尿量，使尿液變濃縮、呈深黃色，氣味也變得刺鼻，長期下來恐提升泌尿道感染或結石的風險，增加腎臟負擔。

2. 代謝差、便祕：長期缺水，腸道蠕動能力下降，使糞便變乾、變硬，導致排便困難，出現便祕的狀況，連帶影響新陳代謝。

3. 容易疲倦、精神不濟：缺水會影響血液循環和氧氣輸送，造成組織、器官供氧不足，容易感到疲累、提不起勁，也影響專注力。

4. 皮膚乾燥：水分能維持皮膚彈性及保溼，若長期缺水，容易乾燥、粗糙、鬆弛等。

5. 口乾舌燥、眼乾脣裂：口腔唾液量減少，口水變濃稠、舌頭乾燥、舌苔明顯，眼睛容易乾澀，也較容易出現口臭。

6. 頭痛、頭暈、注意力不集中：缺水使腦部血流量下降，造成大腦缺氧，引起頭痛、頭暈等症狀，也會使注意力不集中。

7. 疾病：長期缺水的狀態下，很多組織器官會出現異常，可能會出現心悸、心衰竭。腎臟長期處於過濾高濃度代謝物，也會加速腎臟的惡化。

水喝多少才足夠？

許多人以口渴不渴當作喝水指標，但**不渴不代表身體的水分足夠**。人體有 60 ～ 70％為水分，可以促進新陳代謝、調節體溫、保持皮膚的彈性、協助養分運輸，各年齡層都必須補充足夠的水分。

年齡層	每日飲水量	舉例
6 ～ 12 個月	不超過體重（公斤）×30 毫升	嬰兒 6 公斤：180 毫升

年齡層	每日飲水量	舉例
1 歲以上 （體重 10 公斤以下）	體重（公斤）× 100 毫升	孩童 8 公斤： 800 毫升
1 歲以上 （體重 10 公斤以上）	〔體重（公斤）－ 10〕 ×50 ＋ 1000 毫升	孩童 15 公斤： 1250 毫升
1 歲以上 （體重 20 公斤以上）	〔體重（公斤）－ 20〕 ×20 ＋ 1500 毫升	孩童 25 公斤： 1600 毫升
7 ～ 12 歲 （體重 20 公斤以上）	體重（公斤）× 50 ～ 60 毫升	孩童 30 公斤： 1500 ～ 1800 毫升
13 ～ 18 歲青少年、 19 歲以上成年人 及高齡者	體重（公斤）× 30 ～ 35 毫升	50 公斤： 1500 ～ 1750 毫升

建議分次飲用，每次二百～五百毫升，不建議快速大量猛灌，而**咖啡、飲品、湯品的液體也計算在水分攝取（固體食物的水分不算）**。水分不只與年齡有關，也會因個人的體重、體質、工作、生活習慣、居住環境有關，像是天氣過熱、大量運動、勞力活動等大量流汗都應額外多補充水分。**另外提醒若有洗腎或其他因素需要限制水分的人，建議至醫療院所評估。**

尿液顏色，看缺水小警報

若覺得計算每天飲水量太麻煩，可以直接用**「尿液顏色」分辨是否缺水**。正常情況下，尿液多呈透明狀，顏色由淡黃色到黃褐色，也會隨著食物、藥物、維生素和疾病而有所不同。

因此，尿液可以當作是否需要補充水分或身體情況是否良好的簡易指標。（如圖 1-6）

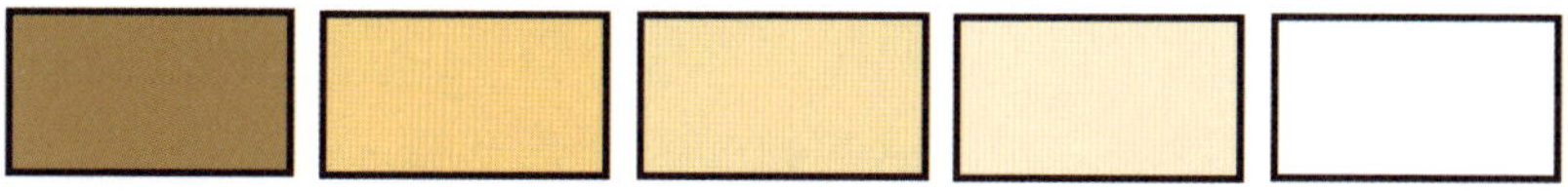

圖 1-6　尿色圖

1. 濃茶色：嚴重缺水，表示可能一～二天完全沒有攝取水分，此時喝水對腸胃道吸收來說速度已經太慢，**建議尋求醫療院所協助**，須吊點滴補充水分（濃茶色尿液較少見，應先排除藥物、食物或其他疾病造成尿液顏色改變的原因）。

2. 烏龍茶色：缺水，身體可能已出現缺水狀態，**應立即補充水分**。

3. 黃色：正常，但可能有一段時間未補充水分或有持續出汗的情形，仍須持續補充。

4. 淺黃色／透明黃色：正常，體內水分充足，可正常補充水分。

5. 透明無色：體內水分可能過多，暫時不需要補充水分。

4 少：少鹽、少糖、少油、少添加

現代約七成以上的民眾仰賴外食，尤其是早餐及午餐，往往調味偏重、偏鹹、偏油，加上隨處可見的手搖飲、團購的零食點心、下午茶等，以及攝取過多的加工食品，長期下來容易養成重鹹、重油、嗜甜的不良飲食習慣。

日常攝取過多鹽分、飽和脂肪酸、精製糖，不僅提高肥胖、高血壓、高血糖、高血脂等慢性疾病找上門的機率，也會悄悄傷害腎臟健康。想要培養健康的飲食型態，就要盡量遠離這些「高鹽、高糖、高油、過多添加物」的飲食行為。

以下這些飲食習慣是腎臟病的高危險因子：

1. 高鈉飲食習慣：愛喝湯、淋醬汁、沾醬，菜餚調味偏重；有些餐廳為了提升風味，會加入較多鹽、醬油、味精或其他調味品，讓鈉攝取量超標而不自知。

2. 高糖飲食習慣：喜歡喝手搖飲、含糖飲料、果汁，或是愛吃麵包、蛋糕、餅乾、甜點等，攝取過多精製糖，容易使血糖波動大，長期會使代謝異常，導致肥胖、三高等疾病。

3. 高油飲食習慣：喜愛吃油炸物、三層肉、炕肉、肥肉、動物皮、內臟，或是糕點、酥皮類食物，含有較多油脂，尤其是飽和脂肪酸，會增加血脂、心血管疾病的風險。

4. 添加物過多的飲食習慣：經常食用加工食品和含有過多添加物的食物，像是加工肉品（香腸、培根、火腿、肉排、魚排、熱狗、肉乾、雞塊），火鍋料（貢丸、魚丸、起司丸、燕餃、蛋餃、魚餃、水晶餃、米血、甜不辣、蟹肉棒），罐頭食品、零食、泡麵等。不僅鹽分、糖分、油脂含量高，還可能攝取到大量食品添加物，如防腐劑、色素、香料、磷酸鹽，長期過量攝取這些添加物對腎臟也是一大威脅。

少鹽，小心鈉超標

身為醫院臨床營養師，多少會接到個案和家屬反應醫院餐的口味清淡、不可口，住院期間額外購買外食者不可勝數，有些人已習慣重口味。

鹽是日常重要的調味品，鈉離子也是維持人體正常運作不可或缺的礦物質，但過多鈉對健康有很多負面影響。許多人喜歡重口味、淋醬、沾醬、喝湯等，外食料理通常會添加較多調味品及醬汁（如鹽巴、醬油、烏醋、番茄醬、豆瓣醬、沙茶醬、三杯醬、宮保醬、海苔醬、五味醬、甜麵醬、黑胡椒醬等），有些還會額外添加精製糖平衡味道。平常在家烹調料理可能習慣外食的口味，或是為了方便添加許多人工調味品，容易忽略良好的飲食習慣，導致攝取過多鈉，高鈉飲食容易引起水腫、高血壓，過多的鈉須藉由腎臟排出體外，加重腎臟負擔。

高鈉飲食習慣的原因

1. 外食族群比例高：外食愈來愈便利，選擇多元，從早餐店、中式、西式、日式、火鍋、小吃店等，口味大多數偏鹹、淋醬多，調味品也添加過多，像是醬油、醬油膏、辣椒醬、豆瓣醬、黑胡椒醬、烏醋、蠔油等。還有許多小吃點心，如蔥油餅、胡椒餅、雞排、臭豆腐、肉圓、米糕、肉粽、關東煮等，以及湯品，如藥膳湯、牛肉湯、雞湯、魚湯等，一整天累計下來攝取的鈉含量一定超出建議量。

2. 加工食品普及：許多加工食品為了延長保存期限及增添風味，會添加過多鹽分、含鈉食品添加物（味精、亞硝酸鈉），像是各類罐頭、即食食品、冷凍食品、醃製物（蜜餞、榨菜、酸菜等）、麵線、油麵、糕餅、麵包、餅乾、加工品（肉乾、魷魚乾）等。許多食品也含有隱藏鈉，通常會不小心忽略，像是醬汁、湯包、包裝飲品（運動飲料、果汁、可可飲等），還有烘焙食品製作時也會添加鹽來調整麵團的彈性與風味，所以口味是甜的也可能是高鈉食品喔！

3. 喜歡喝湯品：喜歡喝湯的人要注意鈉的攝取量，湯品通常會隱藏過多鹽分，尤其像**火鍋湯底、高湯、濃湯，長期熬煮、燉煮**的湯品含鈉量較高，如果有用大骨、海鮮熬煮，也屬於高普林、高磷的食物，會增加痛風、高血壓的風險，造成水分囤積，導致水腫，也會增加腎臟負擔。

鈉攝取量是多少？高鈉健康危機

鈉雖然是人體必需的營養素之一，攝取過多鈉會造成許多健康危機，世界衛生組織（WHO）的資料顯示大多數人攝取過多鈉含量，全球成人每天平均攝取四千三百一十毫克的鈉，WHO 建議成年人每日的鈉攝取量應少於**二千毫克（約五公克鹽鈉含量）**，衛福部國健署建議一般健康人每日鈉含量攝取為**二千三百毫克（小於六公克鹽）**。我國國民營養健康狀況變遷調查結果顯示，各年齡層民眾的鈉攝取量都超過每日建議量，尤其是十九～三十歲年輕世代族群最多，男性、女性每日鈉攝取量分別為四千五百九十九毫克、四千零九十六毫克，將近建議量的兩倍（男性超標一．九倍，女性超標一．七倍）。只要吃起來覺得口味偏重的菜餚，通常都蘊含大量鹽分。攝取過量的鈉會聯想到增加「高血壓」、「腎臟病」的風險，其實還有很多危害：

1. 高血壓：過量鈉會使血液中的水分滯留，導致高血壓。

2. 腎臟疾病：腎臟幫助排除過多的鈉，以維持電解質平衡，長期高鈉飲食會增加腎臟負擔。

3. 糖尿病：過多鈉會增加胰島素阻抗，影響血糖穩定性，與糖尿病有相關性。

4. 心血管疾病：高血壓會增加心臟負擔，增加心血管疾病、中風的風險。

5. 骨骼健康：高鈉會影響鈣質的吸收，腎臟在代謝鈉時也會增加鈣質的流失，影響骨骼健康。

國家減鈉的策略

我國國健署定義「高鈉食品」為「每一百公克含五百毫克以上的鈉」；英國食品標準局（FSA）定義為「每一百公克食品含六百毫克以上的鈉」，目前可以從包裝食品上清楚看到營養標示的含鈉量。

許多國家有減鈉政策，我國政府強制食品業者在**食品包裝**

上清楚標示含鈉量，讓民眾可以選擇相較低鈉的食品，並鼓勵食品業者開發減鈉產品；透過許多**公共衛生宣導活動**，如衛生福利部、經濟部、教育部等跨部合作，還有學校、社區、企業、政府機關、醫院、媒體等，加強**減鈉的健康觀念**和教育宣導**減鈉的重要性**。

新加坡、美國、日本等國也有推廣減鈉的政策，鼓勵食品業者逐漸降低產品中的鈉含量，並將食品清楚標示含鈉量。

如何遠離高鈉危機？

外食族如果一餐少喝一碗湯，約可以減少三分之一至四分之一的鹽分攝取量，所以減少湯品是減鹽的第一步。接下來就是從減少醬汁、沾醬著手，逐步遠離高鈉危機：

1. 少喝湯：減少湯品，若想喝湯，建議選擇清湯取代濃湯、燉湯，也要控制飲用量。

2. 少醬、少調味：選擇少添加醬汁、沾醬或調味厚重的菜餚，如咖哩、紅燒、照燒、沙茶、糖醋、宮保、黑胡椒醬、甜辣醬等。有些通常會沾醬的餐點，可以請店家減少淋醬或將醬料分開盛裝自行添加，如滷味、關東煮、肉圓、粽子、米糕、水餃等。若覺得菜餚吃起來過鹹，可以先過水再吃。

3. 少加工、多原型：減少加工製品，尤其是超加工食品愈少愈好。常見的加工食品如醃製品、即食食品、烘焙食品，會加入許多調味品及添加物，如鹽、醬油、味精、胡椒鹽，或是某些含鈉的食品添加物（膨脹劑、黏著劑、乳化劑、抗氧化劑），增加美味，讓口感及穩定性更好，所以建議**挑選原型食物、成分簡單的食品為主**。

4. 營養標示：購買包裝食品時，應該學會看懂食品成分和營養標示，避開高鈉的食品。

少糖，小心精製糖攝取過多

《選食：營養師的一日三餐減醣餐盤》提到攝取過多精製澱粉、精製糖，對健康造成許多危害，而健康與生活飲食習慣息息相關。高糖飲食行為除了增加高血糖風險，也會增加肥胖、高血壓、高血脂的風險，高血糖對腎臟來說也是沉重的負擔。

高糖飲食習慣的原因

1. 手搖飲盛行：手搖飲料店滿街林立，已成為飲食文化的一環。根據「二〇一三年～二〇一六年國民營養健康狀況變遷調查」，發現國人每週平均攝取一次含糖飲料，其中高達四成的人每週喝七次以上，相當於每天都有喝含糖飲料，而此調查也發現，學齡孩童有超過九成每週至少喝一次含糖飲料。

2. 零食攝取頻率高：市售零食琳瑯滿目，從糖果、餅乾、蛋糕、冰品、果凍，還有一些**偽健康**的風味穀物脆片、調味果乾、調味堅果等，都是高糖的來源，很容易不知不覺攝取過量。

3. 飲食精緻化、外食增加：隨著飲食過度精緻化，外食比例增加會攝取過多精製澱粉、精製糖，許多料理也會添加精製糖、勾芡、醬汁來增添口感（如糖醋、紅燒、醋溜、三杯等）。另外，食物取得的便利性，也充斥著許多高糖加工食品，如含糖飲料、零食等，使我們更容易頻繁攝取到精製糖。

4. 加工食品隱藏糖分：許多加工食品含有隱藏糖分，如貢丸、水餃、調味乳、調味堅果、調味麥片、果乾、風味優格，往往會添加精製糖提升口感及風味，無形增加糖分攝取量。

精製糖不得超過多少？

國健署建議每日精製糖（添加糖）攝取量**不宜超過總熱量的10%**，舉例來說，每日攝取總熱量為二千大卡，精製糖攝取應低於二百大卡，以每公克四大卡計算，精製糖應低於五十公克（約十顆方糖，一顆方糖為五公克）。WHO 建議**總熱量的5%以下**更好，若每日攝取二千大卡，就是二十五公克以下（五顆方糖）。簡單來說，喝一杯全糖珍珠奶茶，約含有六十二公克的糖（大於十二顆方糖），已經超過每日建議量。

這個建議量是用二千大卡換算，每個人熱量需求不太相同。女性每天通常建議熱量為一千二百～一千六百大卡，精製糖不宜超過總熱量的10%，計算出來每日精製糖為三十～四十公克以內。精製糖能減少就減少，尤其是那些看不見的隱藏糖，較難被察覺，使得整體糖攝取量悄悄超標。

含糖飲料對健康的危害，男女老少都該留意

有額外添加糖的飲品都是含糖飲料，包含額外添加的**黑糖、蔗糖、糖霜、葡萄糖、砂糖、冰糖、糖漿、蜂蜜、楓糖等**（不包括人工甜味劑及食材本身的糖），像是手搖飲、運動飲料、碳酸飲料、添加糖的果汁等，過多糖分會轉化成脂肪推積在體內，造成體重失控茨、三高等，也是許多人減肥失敗的原因之一。

攝取過多精製糖除了肥胖以外，還會增加糖尿病、代謝症候群、高三酸甘油酯、高膽固醇血症及心血管疾病、脂肪肝、蛀牙等風險，也會影響孩童發育，因為大量糖分會影響生長激素分泌，導致孩童肥胖、長不高；此外，有些飲料中有茶類、巧克力、碳酸飲料，含有咖啡因也會影響孩童睡眠及鈣質吸收，造成失眠、影響發育，家長應該多關注孩童攝取飲料的情形。

高血糖危害腎臟

高血糖會導致糖尿病，血糖控制不佳也會對腎臟造成危害，當腎臟長期過濾血糖濃度高的血液時，會容易發炎、纖維化、影響腎功能。

衛福部資料顯示**糖尿病患者罹患初期腎病變的盛行率為**

27.4%，每四位糖尿病患就有一位會發生初期腎病變（慢性腎臟病分期詳見第八七頁）。洗腎人口中有糖尿病的患者占四成左右，糖尿病的盛行率日漸攀升，也有年輕化趨勢，間接造成洗腎人口不斷增加。控制好血糖可以減少腎臟病發生率和洗腎率，建議糖尿病患者定期抽血檢驗腎臟功能。

■ 迷思破解：糖尿病患是因吃太多藥，腎臟才壞掉？

曾被病患詢問：「一定是藥吃太多，才讓腎臟壞掉？」要澄清一個觀念，若不好好控制血糖、血壓、血脂，才是影響腎臟功能的主要原因！現在有些藥物治療（如治療血糖的藥物SGLT-2、GLP-1），還有保護腎臟的功能。而且藥物都有經過臨床試驗合格，醫師開立藥物時都會評估腎功能的情形。不控制好三高，或是隨意購買來路不明的藥品才會增加腎臟負擔。

國家減糖政策

WHO已將「**肥胖**」視為慢性疾病，根據國健署的健康促進統計年報資料顯示，二〇一七年～二〇二〇年成人過重及肥胖率為50.3%，而導致肥胖的問題之一就是攝取過多高熱量食物，其中包含**含糖飲料**，也有許多國家愈來愈重視含糖飲料的規範，並對其徵收糖稅。

「**含糖飲料稅**」（Sugary drink tax）或稱「**汽水稅**」（Soda tax），像是英國、挪威、美國部分地區、比利時、葡萄牙、墨西哥、南非、馬來西亞、菲律賓、泰國等相繼推出**糖稅**，對含糖飲料課稅成為國際消費稅的改革趨勢。主要是以稅收做為手段，提高含糖飲料、碳酸飲料的售價，從而減少消費者購買的行為，除了可增加稅收，主要是打擊全球共通的問題，就是日益嚴重的肥胖、糖尿病等慢性疾病。

我國政府推動其他減糖策略，像是規定食品業者標示糖含量，也有推動食品紅綠燈，幫助民眾辨識高糖食品。

如何遠離高糖危機？

減少含糖飲料外，也要注意含有**隱藏糖**的食物。

1. 少醬、少勾芡：點選菜色時，避免燴、羹、濃等勾芡料理和過多醬汁的菜餚（糖醋、照燒、紅燒、蜜汁、茄汁、蠔油、燒烤、黑胡椒、蘑菇、蒜蓉等），或請店家減少醬汁，也可以請店家將醬汁分開放。

2. 小心隱藏糖：以為健康的果汁、果乾、飲品，鹹口味的料理，尤其是有淋醬汁的，通常為了中和口感，會添加一些精製糖，像是醬油膏、蠔油、番茄醬、燒烤醬、黑胡椒醬、沙拉醬、泰式酸辣醬、醋溜、照燒、糖醋、肯瓊醬、酸辣醬、蜂蜜芥末醬、蒜蓉等，還有鹹口味的烘焙食品，如肉鬆、蔥香、火腿、培根、鹹奶油、花生、蒜香等麵包、糕點、餅乾等。

3. 無糖取代有糖：許多人用餐期間都會搭配飲品，建議以無糖為主。如果喜歡喝果汁，建議改選以蔬菜為基底、水果少一點的蔬果汁。建議嗜甜者慢慢減糖，從全糖慢慢適應至微糖，無糖的更好！

4. 天然食材優先選：選擇天然食材少加工的食物以外，也盡量以天然辛香料取代人工調味品。

少油，小心吃太油

外食有許多高油的地雷食物（如燒餅油條、蔥油餅、炸雞腿、炸排骨、炕肉、腿庫、香腸、炸蝦捲、蛋糕、奶蓋、滷肉飯、水餃、鹽酥雞、泡麵等），無形中會攝取到過多油脂。過多油脂會導致肥胖、代謝症候群、高三酸甘油酯、高膽固醇血症、動脈硬化、高血壓等，增加心血管疾病的風險，進而影響腎臟的血液供應，增加發炎反應，加速增加腎臟負擔。

高油飲食習慣的原因

1. 傳統飲食文化

臺菜料理、小吃店眾多，有些烹調方式偏油（油炸、勾芡等），也會加醬汁拌炒，以及油脂較高的食品（獅子頭、瓜子肉、水餃、肉包等）。

2. 加工食品普及化

加工食品美味又方便，還有冷凍即食食品（炸雞塊、炸薯條、炸魚排等），臺式麵包、糕點等食品通常油脂量偏高，且會使用過多調味品及添加物。

3. 外食比例高

快餐、速食、外送等非常便捷，但外食容易忽略油脂量及均衡營養的飲食。

國家針對高油飲食的相關政策

1. 限制反式脂肪

臺灣於二〇一八年七月一日開始，食品不得使用不完全氫化油（部分氫化油，Partially hydrogenated oils，PHOs）；美國、加拿大和歐盟等都對反式脂肪實行禁令，要求食品不得添加不完全氫化油。這些政策有助於減少反式脂肪的攝取，降低心血管疾病和其他健康問題的風險，且強制業者食品包裝上標示反式脂肪的含量，若該食品每一百公克（或一百毫升）反式脂肪量小於〇．三公克，可以標示反式脂肪為零。（反式脂肪詳見第一〇三頁）

2. 教育推廣與宣導

(1) 食品標示規範：要求食品製造業者除了必須標示脂肪，還要清楚標示**飽和脂肪酸、反式脂肪酸的含量**。臺灣還有包裝食品營養宣稱規範，例如有**「低脂」**的標示表示每一百公克食品中的脂肪含量低於三公克，**「低飽和脂肪」**則表示每一百公克中的飽和脂肪含量低於一．五公克，有助於民眾選擇相較低脂的產品。

(2) 推廣健康飲食：烹調方式多選擇相較健康的料理方式，蒸、煮、燉、烤取代油炸；烹調用油多使用不飽和脂肪酸取代飽和脂肪酸，像苦茶油、橄欖油、芥花油取代豬油、牛油、奶油，有助於減少發炎反應，以及預防心血管疾病、癌症等，對腎臟也有益處。另外，學校營養午餐規範，建議脂肪的比例占熱量平均值的 30% 以內，並避免使用飽和脂肪酸及反式脂肪酸含量高的加工食品。

(3) 推廣正確用油：各級衛生機關將餐飲業之油炸油列為餐飲衛生稽查重點，業者如有使用劣變油脂或添加抗氧化劑於油炸油，將依據受罰。

如何遠離高油危機？五大技巧一次掌握

1. 少油炸烹調：油炸是很常見的烹調方式，金黃色的外衣及誘人的香味讓人食指大動。便當的主菜、小吃店的鹽酥雞，以及速食餐點，高油食物不僅增加熱量、油脂攝取，還會導致肥胖，增加許多疾病的風險；高溫油炸也會產生多環芳香烴、多環胺類化合物等，加上有些店家的炸油會重複使用，增加罹癌風險。點選菜色時，建議以蒸、燙、煮、烤、燉、滷、煎、炒的菜餚取代油炸、三杯、紅燒、糖醋的菜色。

2. 小心油亮的視覺陷阱：店家為了賣相，通常會將食材**過油、油炸**或**加入過多油脂**烹調，讓菜色油油亮亮，滿足視覺饗宴，像是炒飯、炒麵、蔥爆肉絲、魚香茄子、紅燒豆腐、三杯雞等，不知不覺會吃進過多油脂。

3. 原型食材優先選：加工肉品、蛋糕、餅乾零嘴和大家誤以為健康的炸蔬果脆片、調味堅果等，都屬於高油食物。選擇少加工、天然食材為主的菜餚，例如豬里肌肉優於香腸、臘肉，魚肉優於魚丸。

4. 去除可見的油脂：不能選擇菜色時，如果有肥肉、動物皮，建議先去除再吃，而油炸物也建議去除外皮再食用；過油的菜餚建議將過多的油脂瀝掉，或是盛一碗清湯稍微漂洗一下，淋醬、抹醬也可以請店家減少或另外放，食用時自行減量添加。

5. 留意隱藏油脂：容易忽略的隱藏油脂，像是**絞肉製品**小籠包、鍋貼、水餃、肉包等，**點心類**的蛋糕、零食等，**酥皮**的燒餅、油條、蔥餅等；以及**醬汁**、**抹醬**，沙茶醬、沙拉醬、花生醬等。

簡單來說，**「選少油炸」＋「原型食材」**、**「避開加工食品」**，就能在日常中有效遠離高油危機。

少添加，減法飲食趨勢

食品加工業蓬勃發展，有些食品製造業者為了控制成本、延長保存期限、增添風味及口感，會廣泛使用各式各樣的食品添加物；加上現代人飲食習慣改變，以及便利的即食食品、餅乾零食、包裝飲品等，無形中很容易攝取到含有過多人工添加物的食品，尤其是超加工食品攝取過量，對健康會造成潛在威脅。

高頻率攝取添加物的原因

1. 食品加工業蓬勃發展

食品加工的技術進步，帶來飲食的便利性及多樣化，但伴隨著添加物的使用量增加，如防腐劑、保色劑、膨脹劑、黏稠劑、乳化劑、著色劑等，雖然國內使用狀況都有符合法規，在安全容許範圍內，但長期累積攝取，還是要留意會出現健康的疑慮，尤其是慢性疾病者更需要注意。

2. 飲食習慣偏向重口味

民眾飲食習慣偏好濃郁、重口味，習慣依賴人工調味品，不管是自煮族還是外食族，有些人「無醬不歡」。在家烹調為了便利，不少人傾向購買現成的醬料或半成品、即食食品，方便料理，像是加工食品和醃製料理等，高添加物、高鈉的攝取對健康的影響，尤其是對腎臟的傷害不可忽視。

3. 外食文化盛行

外食族比例日益攀升，為了快速方便，常選擇簡便的餐點，是否攝取過多食品添加物、精製糖、鈉含量、飽和脂肪酸等？長期導致的健康危機不可小覷！

認識潔淨標章，少添加的好選擇

食安意識與健康意識抬頭，全球愈來愈關注食安的問題和食品添加物對身體健康的疑慮，為了提升消費者安全安心的產品需求，驅動潔淨食品市場逐漸成長。

潔淨標章（Clean Label）於二〇一一年由英國零售商率先發起，提倡製造食品時減少或不添加人工食品添加物，主要有五大重點：**少添加物、減少加工製程、成分天然單純、資訊公開透明、包裝標示好理解**。雖然目前各國沒有統一的國際標準和明確的定義，不過皆以這五大基準為主要原則。

臺灣目前有四家檢驗機構，包含慈悅國際股份有限公司、中華穀類食品工業技術研究所、臺灣優良食品驗證協會，以及社團法人中華食品安全協會，這些機構的標準不太相同，以下參考衛生福利部食品藥物管理署的說明：

檢驗機構認證	慈悅、穀研所
無添加項目	防腐劑、漂白劑、保色劑、結著劑、人工香料、人工化學合成色素、人工化學合成甜味劑、含鋁膨脹劑、基改食品原料
等級	單潔淨、雙潔淨、100%無添加
標章圖示	慈悅 素食： 單潔淨　雙潔淨 葷食： 單潔淨　雙潔淨　100% 無添加 穀研所 單潔淨　雙潔淨　100% 無添加

	臺灣優良食品協會	中華食品安全協會
	防腐劑、殺菌劑、漂白劑、保色劑、結著劑、人工香料、人工著色劑、人工甜味劑、含鋁膨脹劑、抗氧化劑（BHT、BHA、PG、TBHQ）、基改食品原料	防腐劑、殺菌劑、漂白劑、保色劑、結著劑、人工香料、食品工業用化學藥品
	無	「純淨標章轉換期」標章，第一年：禁用防腐劑及限用著色劑。第二年：禁用防腐劑、漂白劑、保色劑、人工香料、結著劑，限用含鋁膨脹劑、著色劑、甜味劑。「純淨標章」：無使用及限用表列之項目。
	標準版	純淨標章轉換期　純淨標章

另外，有一項常見的無添加國際認證「A.A. 無添加」（Anti Additive Clean Label），推廣「無添加物、健康永續」的理念，由 A.A. 無添加協會（Anti Additive Clean Label Organization）發起，起源於歐洲，認證除了食品、餐廳，還包含日用品、化妝品、寵物用品等。認證等級分為「一星、二星、三星、100%」無添加，如圖 1-7：

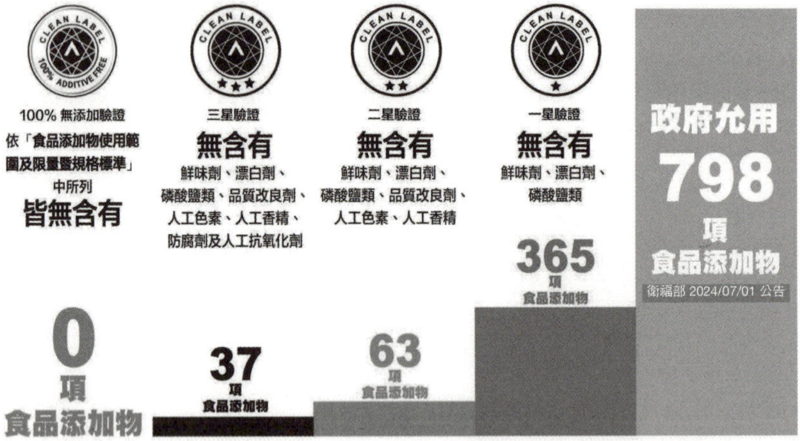

圖 1-7　**A.A. 無添加認證（圖片來源：A.A. 無添加協會）**

生活型態 321，健康不要少

「不亂吃藥、不抽菸、不憋尿」，維持良好的生活型態，不吃來路不明的藥物、中草藥、保健品，以及不抽菸、不憋尿等，避免造成腎臟負擔。**要控制好「三高、蛋白尿」**，遠離三高（高血壓、高血糖、高血脂），也要避免高蛋白尿，減少腎臟危害。**少久坐**，遠離鮪魚肚、啤酒肚、壓力肚等腹部肥胖，應該多活動、多運動。有許多研究指出，久坐會增加代謝症候群、心血管疾病、中風、糖尿病等風險。

不濫用藥物、中草藥、保健品

臺灣的止痛藥、感冒、消炎等成藥取得容易，常有濫用藥物的情形。臨床發現，有些民眾會自行購買止痛藥來舒緩頭痛、關節痛，甚至一吃就好幾年，長期可能損傷腎臟。

藥食同源是國人根深柢固的養生飲食文化，許多中藥材常被加入料理來滋補強身、提振精神、調養氣神、促進代謝，提升身體的保護力，尤其是秋冬進補的旺季更為常見。

市售保健品種類繁多，有些民眾聽信親友推薦，大量攝取各種保健品，每天服用一大把。錯誤的進補、隨意吃來路不明的中草藥、保健品，長期下來會增加肝臟、腎臟的負擔，有些西藥、中藥、保健品也不建議合併服用，會有交互作用，增加副作用的風險。因此，建議先諮詢專業的醫療人員，對症下藥才是正確且安全的做法。

同時也要避免購買來路不明、標示不清的藥品及食品，切勿輕信銷售人員的單方說詞。評估自己的身體狀況，並定期健康檢查，才能守護健康！

不抽菸

抽菸及二手菸均屬於空氣汙染，早已被證實與多種疾病有密切相關性，包括肺部疾病、心血管疾病和慢性腎臟病等。菸中含有害物質，如尼古丁、重金屬鉛、鎘等，會刺激交感神經，使血壓控制不佳，長期下來會加重腎臟負擔，造成腎小管損傷、腎絲球硬化、蛋白尿更難控制。抽菸會提升身體發炎反應及氧化壓力；另外，也會增加胰島素阻抗，使血糖控制不佳，提高糖尿病腎病變的機率。

簡單來說，抽菸會讓腎功能惡化更快、提高洗腎風險，不僅危害自己，也影響身邊所有人，讓人暴露在二手菸、三手菸的威脅之中。二手菸已被國際癌症研究中心（IARC）歸類為一級致癌物質，而三手菸會殘留在衣物、家具中長達數月，所以戒菸不只是為自己，也是為了家人。

不憋尿

尿液排泄多餘的水分、代謝廢物、藥物、毒素等都是由腎臟排出。長期憋尿會使膀胱脹大、尿液回流，讓尿液中的細菌從尿道逆行跑到輸尿管，甚至進入腎臟，可能導致腎臟發炎感染。建議養成良好的排尿習慣，避免工作忙碌或外出不便而長時間憋尿。

除了以上三點，也要培養好的睡眠品質，不要熬夜。有研究指出長時間熬夜、睡眠不足，會導致自律神經失調、內分泌混亂，增加交感神經作用，進而增加高血壓、心血管的疾病風險，也影響腎臟的健康。睡眠不足還會降低腎臟的血流速度、含氧量，減弱腎臟過濾毒素的能力，增加蛋白尿及腎臟損傷的風險，規律的生活作息也是維護腎臟健康的一種方式。

控制好「三高、蛋白尿」

1. 穩控三高

高血壓、高血糖、高血脂是導致腎臟病的高危險因子，若未妥善控制，長期下來會導致腎功能的惡化。高血壓會影響腎臟血管及腎絲球硬化；高血糖會造成血管病變，影響腎臟血流量及腎功能，導致糖尿病腎病變;高血脂容易引發心血管疾病，造成腎臟血管損傷，進而增加腎臟病的風險。

2. 蛋白尿不可輕忽

正常情況下，尿液中有可能會排出少量的蛋白質（蛋白尿正常值小於三十 mg/dL），當腎臟功能異常時，蛋白質會因腎臟過濾功能受損而滲漏至尿液中，出現蛋白尿的現象。蛋白尿數值愈高，表示腎功能損害的機會愈高，是腎功能惡化的警訊。即使身體沒有不適，只要健康檢查發現有蛋白尿，都應留意，盡早就醫進一步檢查與追蹤。

另外提醒，除了三高、蛋白尿，別忽視**「高尿酸」**，同樣是導致腎臟病的危險因子。尿酸濃度過高會在體內形成尿酸結晶，容易堆積在腎臟，長期下來會增加腎臟負擔。

少久坐、多運動

有多項研究指出，久坐會增加許多疾病的風險，也會增加死亡率。每天只要坐著超過六小時，每增加一小時就類似抽了兩根菸對身體的傷害。

■ 久坐會增加許多疾病的風險

現在人工作忙碌、缺乏運動，久坐不動的行為會造成許多健康風險，許多研究指出長期久坐不動會造成肥胖、腰圍變粗，還會增加代謝症候群、心血管疾病、中風、糖尿病、腎臟病、憂鬱等疾病的發生率，甚至提高死亡率的風險。

有一項英國的前瞻性世代研究，年齡介於三十七～七十三歲沒有慢性疾病的人，共三十六萬零四十七位，分析參與者的活動問卷，結果顯示，久坐不動每天超過六小時，例如長時間使用電腦、看電視、開車者，與久坐每天少於兩小時者相比，**久坐大於六小時的人增加了 26％多種疾病的風險**，包含心血管疾病、糖尿病、慢性阻塞性肺病、哮喘、慢性腎臟病、肝病、甲狀腺疾病、憂鬱症、睡眠障礙、痛風、關節炎、憩室症等。

多運動，遠離疾病發生率

曾有民眾詢問：「流汗可以幫忙排毒，所以運動、泡澡、三溫暖都會流汗助排毒嗎？」必須釐清一下觀念，**流汗不等於**

排毒！汗液的主要成分是水分及電解質，不包含身體的毒素。運動時流汗的好處在於提升血液循環、促進新陳代謝，毒素的排出還是要仰賴肝臟及腎臟。還有一些民眾覺得體力不好就不運動，擔心消耗體力會更差，這也是錯誤的觀念。

■ 運動對腎臟有什麼好處？

運動主要分為**有氧運動**和**無氧運動**（又稱阻力運動、重量訓練），有氧運動會提升心肺功能，心肺功能會促進循環代謝，對腎臟而言，可以維持良好的血液灌流，增加排出的代謝廢物。

無氧運動可以增加肌力訓練，預防肌肉萎縮和肌少症的風險。腎臟功能不佳者，尿毒素容易累積在體內，提高身體的發炎反應，也會影響肌肉的萎縮，若飲食上也營養不良，更會加速肌肉流失。不管是有氧運動或無氧運動，兩者都對腎臟有益。

運動對腎臟有好處以外，對身體也有許多益處，例如穩定血糖、血脂、血壓，預防心血管疾病、糖尿病、癌症、骨質疏鬆，還可以提升認知功能、預防失智，改善心理健康與睡眠品質，降低死亡率等諸多好處。

沒有規律運動的人，日常可以利用零碎的時間進行生活化運動，提高活動量，並減少日常久坐的時間。**能走不要站、能站不要坐、能坐不要躺，動得多、坐得少！**國健署針對健康成年人的建議為**每週至少三次的運動頻率，每週累積一百五十分鐘以上的中度運動**，可以降低罹患冠狀動脈心臟疾病、高血壓、糖尿病、癌症等風險。**無氧運動每週至少兩次，提升肌耐力**，可以選擇適合的強度，循序漸進增加肌耐力及肌肉量，降低對肌肉、骨骼的傷害。**伸展運動建議每週三～五次**，改善柔軟度和平衡感。

■ 不同類型的運動

有氧運動（提升心肺耐力）	無氧運動（提升肌耐力）	伸展運動（柔軟度、平衡）	間歇性運動（提升心肺及肌耐力）
健走／快走、跑步、騎單車、游泳、跳繩、球類運動	重量訓練、仰臥起坐、引體向上、伏地挺身、彈力帶、握力球、舉啞鈴、蹲馬步	伸展操、體操、瑜伽、太極拳	高低強度交叉訓練，例如快跑－慢走－快跑（重複多組）

■ 自我評估運動強度

高度運動	從事十分鐘以上，**無法邊運動邊和人輕鬆說話**，會讓身體覺得很累，也會流很多汗。
中度運動	從事十分鐘以上，**還能順暢說話，但無法唱歌**，會讓身體覺得有點累，流一些汗。
輕度運動	**不太費力**的輕度運動。
坐式	屬於**靜態活動**，不算運動。

2

Chapter

未洗腎與洗腎患者的護腎飲食攻略

我的腎功能好嗎？

本章涵蓋從慢性腎臟病初期至洗腎階段的飲食調整策略，幫助腎友按不同腎功能階段選擇合適的飲食方式，避免營養不良，攝取足夠的熱量和適當的三大營養素（醣類、蛋白質、脂質）。此外，腎友還必須留意鈉、磷、鉀等礦物質的攝取量，這部分將於 Chapter 3 詳述。

初期的腎臟功能衰退時，通常不會出現明顯症狀，但腎功能下降到只剩 15%以下（即慢性腎臟病末期），將會大幅增加死亡率。通常一般健康檢查中，多半會一起檢驗腎臟功能，腎功能的指標參考以下三項數值：

1. 血液尿素氮（Blood urea nitrogen，BUN）：蛋白質的代謝產物，會經由腎臟過濾後並隨尿液排出體外。

2. 血清肌酸酐（Creatinine，Cr）：肌肉的代謝產物，會受到肌肉量和食物中蛋白質攝取量的影響，肌肉量較多或蛋白質攝取過量，血液中及尿液中肌酸酐的濃度也可能會增加。

3. 腎絲球過濾率（estimated Glomerular filtration rate，

eGFR）：腎絲球過濾率是由肌酸酐推算出來的指數，主要用來評估腎臟的過濾能力，也是腎功能分期的關鍵依據，數值愈高代表腎臟功能愈佳。

腎功能變差時，BUN 和 Cr 會上升，但可能會受到其他因素影響，例如脫水、心臟衰竭、肌肉量、蛋白質攝取量、年齡、懷孕等因素；eGFR 雖然是重要的參考值，但解讀時也需考慮整體狀況。

腎臟病的定義及分期

依據 KDIGO（Kidney Disease: Improving Global Outcomes）臨床治療指引，慢性腎臟病的定義為**腎功能異常超過三個月以上**，依據腎絲球過濾率和蛋白尿分為五期：

分期	腎絲球過濾率 (ml/min/1.73m^2)	類型	照護建議
第一期	＞ 90	腎功能正常，但尿液異常（如蛋白尿）	1. 維持腎臟功能，控制好血壓、血糖、血脂，定期檢查腎功能。 2. 維持健康飲食型態、理想體重以及規律運動。
第二期	60 ～ 89	輕度慢性腎臟病	同第一期，不過飲食上須留意蛋白質的攝取量。

<table>
<tr><th>分期</th><th>腎絲球過濾率 (ml/min/1.73m²)</th><th>類型</th><th>照護建議</th></tr>
<tr><td>第三期</td><td>30 ～ 59</td><td>中度慢性腎臟病</td><td rowspan="2">1. 配合醫囑治療，減緩進入末期腎衰竭病程速度。
2. 採取低蛋白、低鈉磷的飲食型態（鉀的限制依據個別化調整）。</td></tr>
<tr><td>第四期</td><td>15 ～ 29</td><td>重度慢性腎臟病</td></tr>
<tr><td>第五期（末期）</td><td>＜ 15</td><td>末期腎臟病</td><td>1. 認識洗腎，準備進入洗腎階段。
2. 低蛋白、低鈉磷鉀飲食。
3. 會出現尿毒症狀，還要注意貧血、營養不良等問題。</td></tr>
</table>

＊ KDIGO 是致力於制定以實證醫學為基礎的腎臟病臨床指引的國際組織。

＊尿蛋白／肌酸酐比值＜ 30 mg/g 為標準範圍。

＊第五期為末期腎臟病（End-Stage Renal Disease，ESRD）：此階段腎臟功能僅剩 15% 以下，已無法有效排除體內代謝廢物，準備進入洗腎階段。

護腎飲食攻略

營養諮詢門診常聽見許多**慢性腎臟病**或**洗腎腎友**詢問：「我到底可以吃什麼？一堆限制害我都不敢吃，感覺體力愈來愈差，走路都沒力氣。」或是「親友邀約聚餐都不敢去，很多東西不能吃，不吃又覺得不好意思，乾脆不要去。」還有像是「因為有腎臟病，出門旅遊飲食都要特別吩咐餐廳不能太鹹、湯不能太多，覺得很掃興。」「出遊擔心沒地方洗腎。」

相信不少腎友也有類似困擾，對飲食上有許多疑惑，要控制蛋白質的攝取量，又要注意高磷、高鉀、高鈉的食物，洗腎、水腫還要特別注意水分攝取量，想吃得營養又不想造成腎臟過多負擔，真的不知道該怎麼吃才好，一定會有害怕、不安、擔憂、焦慮、沮喪、低落等情緒反應。

尤其是剛成為腎友的人，首先要改變心態，面對疾病，讓腎臟病成為生命的一部分，**與病為友**。

到底哪些食物可以吃？怎麼吃營養才足夠，不會導致體重下降、肌肉流失、營養不良，造成腎臟過度負擔？

洗腎前、洗腎後飲食有很大差異，開始洗腎後該怎麼調整？營養師用簡易的方式傳授給腎友及其身邊的親友、照顧者，別一到吃飯時間就好像痛苦的例行公事，讓腎友吃飯更簡單！

接下來會先介紹**所有腎友都該注意的「二足二優」飲食基本原則**，避免營養不良。再依照病程分為**慢性腎臟病**及**洗腎**兩大階段，提供適合的飲食建議與實用技巧。至於飲食中有關於**礦物質（鈉、磷、鉀）**的限制，將統一在 Chapter 3 詳細說明，方便整體掌握與應用。

適合所有腎友的「二足二優」飲食原則

不論是初期慢性腎臟病，或是已進入洗腎階段的腎友，建立正確的飲食觀念是保護腎臟及延緩病程惡化的關鍵。其中，「二足二優」是所有腎友都適用的營養原則。概念是要攝取**「足夠熱量」**及**「足夠醣類」**，並選擇**「優質蛋白」**及**「優質脂肪」**，兼顧控制病情及營養的同時，還能維持生活品質。

此外，蛋白質的攝取量會根據腎臟病不同階段有所差異，「慢性腎臟病（未洗腎）」多採低蛋白飲食，而進入「洗腎階段」須調整為高蛋白飲食。

足夠熱量，避免營養不良

對腎友來說，每天攝取足夠的熱量是維持良好營養狀態的關鍵。熱量攝取不足會減輕體重、體力下降，還會分解肌肉當作能量來源，流失肌肉量。而肌肉分解會產生含氮廢物，使尿毒素累積，進一步影響食欲與營養狀態，加速腎臟惡化。尤其是慢性腎臟病患者，執行低蛋白飲食很容易忽略熱量是否攝取足夠，因此，確保熱量充足是維持營養的關鍵！

熱量多少才夠？這樣簡易估算

腎友每日熱量的需求可透過簡易公式估算，計算方式：**體重（公斤）×25～35大卡**，洗腎腎友以乾體重為主（即非水腫時的體重）。

舉例　一百六十公分、五十公斤的腎友，

50公斤 ×25～35大卡＝1250～1750大卡。

這是初略估算的熱量，實際會依據個人情況調整，例如年齡、性別、生活方式、運動習慣、疾病史等。

■ 營養師小提醒：（洗腎腎友須留意）

1. **腹膜透析的腎友，須額外考量透析液的熱量**，每天**增加四百～八百大卡**，來自於**透析液中所吸收的葡萄糖**。日常飲食建議減少添加糖的飲料、甜食、餅乾、蛋糕等，並控制主食量（如飯麵等）。

2. 無論是血液透析還是腹膜透析都會流失較多蛋白質，因此**進入洗腎階段的蛋白質攝取需要增加**，以補足流失並維持肌肉量。（洗腎詳見第一四三頁）

足夠醣類，避免熱量不足

慢性腎臟病腎友飲食與健康人不同，由於需要控管蛋白質的攝取，以減少含氮廢物累積，因此醣類（碳水化合物）與脂肪更要攝取充足，才能達到熱量平衡、避免營養不良及肌肉流失。

醣類要吃多少？

根據國健署建議的「均衡飲食」三大營養素比例，**一般健康成人為「醣類 50 ～ 60%、蛋白質 10 ～ 20%、脂肪 20 ～ 30%」**，而蛋白質的建議為每公斤體重一・一公克。

慢性腎臟病腎友為了減輕腎臟負擔，蛋白質攝取量須依照病情做調整，建議每公斤體重〇・六～〇・八公克（蛋白質比例約 8 ～ 10%左右）。進入洗腎階段後，須採高蛋白飲食，蛋白質提高至每公斤體重一・二～一・五公克，相對醣類及脂肪的攝取比例也應個別化調整。

精製澱粉優先選，補充低氮澱粉

不少人會以糙米飯、五穀飯、黑米飯等未精製全穀雜糧類取代精製白米飯，但對腎友而言，這樣的選擇不一定合適。未精製全穀雜糧類含有較多蛋白質和礦物質（磷、鉀等），可能加重腎臟負擔，並非腎友的首選。相較之下，精製白飯的蛋白質（非優質蛋白質）及礦物質含量較低，對腎友而言反而更適合當作主食來源。

主食也建議選擇**低氮澱粉**，如冬粉、米粉、米苔目等，不僅能提供醣類及熱量，也有助於控制蛋白質的攝取量，達到熱量需求，預防營養不良及肌肉量流失。

優質蛋白，吃進好品質

蛋白質缺乏的危害

慢性腎臟病腎友可能有些飲食誤解，以為執行低蛋白飲食就是蛋白質吃愈少愈好，甚至完全避開蛋白質食物，如大豆製品、魚類、海鮮、肉類、乳品類等。事實上不是愈低愈好，過猶不及都會對腎臟造成傷害。

蛋白質攝取量不足，容易導致熱量攝取不足，進一步引發**「蛋白質熱量缺乏症」**（Protein Energy Malnutrition，PEM），症狀包含體重減輕、肌肉耗損萎縮、體力下降、免疫力降低、容易感染、傷口癒合變差等。

分解的肌肉蛋白會產生含氮廢物，過多含氮廢物會推積在血液中，增加腎臟負擔，因此低蛋白不是**不吃蛋白質**，而是要吃**適量**、**品質好**的蛋白質！

為什麼要選優質蛋白質？

蛋白質是建構身體細胞、肌肉、酵素、荷爾蒙、抗體、毛髮及指甲等的重要營養素。飲食中的蛋白質會分解成三胜肽、二胜肽，經由小腸黏膜吸收後，再分解成胺基酸，被吸收的胺基酸經由肝門靜脈送入肝臟及組織，用來修復合成組織、酵素，維持免疫等，蛋白質不僅是構成生物的主要原料，也是調節生理機能重要的營養素。未被利用的蛋白質會被分解成含氮廢物，由腎臟排出。

另外，不同食物來源的蛋白質消化率及胺基酸組成也不同，大部分的動物性蛋白質（如**蛋類**、**魚類**、**海鮮類**、**肉類**等）消化吸收率比大多數植物性蛋白質高，必需胺基酸（Essential amino acid，EAA）組成也較完整。但植物來源中，**豆製品（黃豆、毛豆、黑豆）**也屬於優質蛋白質，優於堅果類、全穀類。

必需胺基酸有哪些？

必需胺基酸是指人體無法自行合成或合成不足以滿足需求，必須從食物中攝取，這些胺基酸對於組織修復、免疫系統調節及新陳代謝至關重要。共有九種必需胺基酸，包括色胺酸（Tryptophan）、離胺酸（Lysine）、甲硫胺酸（Methionine）、纈胺酸（Valine）、苯丙胺酸（Phenylalanine）、羥丁胺酸（Threonine）、白胺酸（Leucine）、異白胺酸（Isoleucine）、組胺酸（Histidine，嬰兒無法合成組胺酸，所以被列為必需胺基酸）。

上述九種之外皆為非必需胺基酸，不過某些情況下，酪胺酸（Tyrosine）及胱胺酸（Cysteine）在體內的合成量不足時，需求性會提高，飲食上也需要留意。總而言之，均衡的健康飲食型態很重要，可以避免許多營養素的缺乏。

何謂「優質蛋白質」？品質有高低之分？

優質蛋白質又稱**「高生物價蛋白質」**，指含有**完整且足量**的必需胺基酸，可以滿足生長發育和維持生命的需求，存在於天然食物中。

動物性來源：蛋類、魚類、海鮮類、肉類。

植物性來源：大豆類的毛豆、黃豆、黑豆和其製品，像是豆漿、豆腐、豆皮、豆干、干絲等。

營養師小提醒

乳品類：如鮮乳、乳酪、起司片、優格、優酪乳等，雖然屬於優質蛋白質，但含**磷**較高，且乳製品的磷相較難與磷結合劑結合排出，所以腎友要多加留意。

加工品：選擇優質蛋白質時，優先選擇**原型食材**，減少加工品，加工品較多屬於高磷、高鈉的食物，應盡量減少攝取。

蛋白質品質有分高低？

攝取的蛋白質來自不同食物來源，而每種蛋白質營養價值不一樣，品質有高低之分，影響蛋白質品質的關鍵因素主要有兩個：**必需胺基酸種類與比例**和**蛋白質的消化吸收效率**，因此有不同的利用效率。

攝取品質優良的蛋白質，消化吸收及利用效率都高，可以完整提供所需的胺基酸，如蛋類、肉類等。相反的，品質較低的蛋白質，消化吸收及利用效率都偏低，也缺乏某些必需胺基酸，需要攝取更多，才能避免不足。**判斷食物蛋白質的營養價值優劣，「質」與「量」必須同時考量！**

如何評估蛋白質品質？

WHO 和聯合國糧農組織（FAO）提出兩種國際常用的評估方式：

1. 蛋白質消化率校正胺基酸分數

一九九三年，WHO 和 FAO 建議以**蛋白質消化率校正胺基酸分數**（The protein digestibility-corrected amino acid score，PDCAAS）評估蛋白質品質。衡量**蛋白質的消化吸收率**和是否能夠**滿足人體胺基酸需求**，滿分為一分，愈接近一分表示品質愈高。

計算公式：PDCAAS ＝胺基酸分數 × 食物中蛋白質的消化率

2. 消化必需胺基酸分數

二〇一三年，WHO 和 FAO 建議改用**消化必需胺基酸分數**（Digestible Indispensable Amino Acid Score，DIAAS）評估蛋白質品質，此評估方法考量食物中蛋白質的胺基酸在「小腸的消化吸收率」，計算方式與 PDCAAS 相同，只是「蛋白質的消化率」校正成**在小腸的消化率**。DIAAS 的最大值可超過一百（有些是以一為基準）。

計算公式：DIAAS ＝胺基酸分數 × 食物中蛋白質在小腸的消化率

■ 常見食物的胺基酸分數

食物	蛋白質消化率校正胺基酸分數	消化必需胺基酸分數
牛奶（全脂）	1	114
雞蛋（熟）	1	113
雞胸肉	1	108
牛肉	1	111.6
酵母蛋白	0.82 ～ 0.9	97
大豆粉	1	105
大豆	1	99.6
大豆分離蛋白	0.92 ～ 1	90
豌豆分離蛋白	0.89	82
鷹嘴豆（熟）	0.74	83
豌豆	0.64	73
燕麥	0.64	66
燕麥片（熟）	0.67	54
糙米	0.59	60

食物	蛋白質消化率校正胺基酸分數	消化必需胺基酸分數
米飯	0.56	57
豆腐	0.7	97
花生醬	0.45	46
烤花生	0.51	43.3
小麥	0.54	43
大麥	0.59	47
杏仁	0.39	40
玉米	0.37	36
小麥麵包	0.28	29

蛋白質食物的挑選有順序

豆魚蛋肉類為優質蛋白質的主要來源，能提供人體必需胺基酸，對生長發育及肌肉維持非常重要。基於健康和脂肪含量的考量，建議選擇順序：**豆類＞魚、海鮮類＞蛋類＞禽肉、畜肉**，但每一種都是優質蛋白質，皆可做選擇。

豆類：指**植物性蛋白質**，大豆類的**黃豆**、**毛豆**、**黑豆**及其製品，如豆干、豆腐等，優點是無膽固醇、低飽和脂肪酸，也是茹素者重要的蛋白質來源。

魚類、海鮮類：魚類、海鮮類（如貝類、蝦、蟹等），建議魚類每週兩次以上取代肉類，可以選擇 Omega-3 不飽和脂肪酸豐富的魚類，如鯖魚、秋刀魚、鮭魚、沙丁魚等。

蛋類：蛋類是優質蛋白質，含有多種營養素。有些人擔心膽固醇問題而不敢吃雞蛋，國健署建議**健康成人**每天吃一顆雞蛋是安全的，以均衡飲食原則及健康的烹調方式（非油炸）來食用雞蛋，不會增加心血管疾病的風險。若有**高血脂、家族性心臟血管疾病、脂肪肝、肥胖**等，應諮詢醫師，適量攝取。

肉：建議優先選擇白肉（禽肉，如雞、鴨、鵝），優於紅肉（畜肉，如豬、牛、羊），紅肉含較多飽和脂肪酸，故放在選擇的最後順位，且應避免油炸及加工品。高飽和脂肪酸會增加心血管疾病的風險，也會加重腎臟負擔。

「豆」類食物，挑錯差很多

黃豆、黑豆、毛豆是優質蛋白質的來源，不過有許多「豆」字的食物民眾很容易混淆。像刨冰或豆花裡會添加的紅豆、綠豆、鷹嘴豆等，還有蔬菜的四季豆、甜豆等，營養價值相差很大！常見豆字食物分類如下：

蛋白質	蔬菜	澱粉
黃豆、黑豆、毛豆及其豆製品（豆漿、豆腐、豆干、豆皮、干絲等）	豌豆莢（甜豆）、荷蘭豆、長豆（豇豆）、四季豆（敏豆）、翼豆、醜豆	紅豆、大紅豆、綠豆、花豆、鷹嘴豆、扁豆、皇帝豆、豌豆、米豆

優質脂肪，吃對好油

有些腎友或減重的個案誤以為吃愈清淡愈健康，幾乎都吃水煮餐，相信這也是許多人會有的迷思。

油脂是重要的能量來源，油脂中的必需脂肪酸可以協助人體吸收脂溶性維生素 A、D、E、K，構成細胞膜與荷爾蒙等，以維持正常生理機能，也能增加食物的風味。缺乏油脂，可能導致皮膚乾燥脫屑、掉髮、生長遲緩、記憶力減退、憂鬱等。

要選好油、用好油，不是都不吃油，優質的油脂可以**幫助降低壞的膽固醇（低密度膽固醇，LDL-C）、增加好的膽固醇（高密度膽固醇，HDL-C）、抗發炎、有助於心腦血管健康、調節身體代謝、促進免疫反應。**

油脂分很多種，反式脂肪酸、飽和脂肪酸、不飽和脂肪酸 Omega-3、6、7、9 是什麼？對健康有什麼影益處？

反式脂肪是什麼？

人工反式脂肪（Trans-fatty acid）是由不飽和脂肪酸**「氫**

化」而成，又稱為不完全氫化油。**人體只會分解順式脂肪，無法分解反式脂肪。**

反式脂肪長期累積在血液中，容易在血管壁上沉積，導致粥狀動脈硬化。許多研究發現，攝取過多反式脂肪會增加血中低密度脂蛋白膽固醇的濃度、降低血中高密度脂蛋白膽固醇的濃度，增加心血管疾病風險。

研究證實，反式脂肪會增加人體血液中低密度膽固醇的濃度，增加患心臟病、中風等心腦血管疾病的風險；根據 WHO 資料顯示，攝入過量反式脂肪會提升死亡率 34%、動脈粥狀硬化 28%、冠心病 21%，心血管疾病也會影響腎臟的健康。

此外，反式脂肪可能影響嬰幼兒和青少年的生長發育，破壞免疫系統，增加過敏、氣喘等風險，反式脂肪對人體的危害不容小覷。

反式脂肪的國家規範

人工反式脂肪以前廣泛運用於油炸類、烘焙點心、人造奶油等食品中，以增加口感、延長保存期，目前許多國家已對人工反式脂肪有所規範。臺灣於二〇一八年七月一日開始已全面禁用「不完全氫化油」，避免對人體健康有危害，以維護國民健康。

最先管制反式脂肪的國家是加拿大，二〇〇二年就強制食品標示上要標明反式脂肪含量。未管制之前，加拿大為高攝取反式脂肪的國家之一，過量反式脂肪會增加心血管疾病的風險，死於心臟病的人比例很高，所以才開始規範反式脂肪的攝取量。

美國食品藥品監督管理局（FDA）也早在二〇一五年發布將不完全氫化油從公認安全 GRAS（Generally Recognized As Safe）清單中移除。GRAS 是 FDA 針對食品物質分類，表示這些物質在預期使用條件下被專家認為是否有安全性。移除反式脂肪表示該物質在預期使用情況下**不再被認為是安全的**，因此應限制或禁止使用。

天然反式脂肪是什麼？

禁用「不完全氫化油」並非禁用「反式脂肪」，目前食品中仍可能含有微量反式脂肪，來源有兩種，一種是天然存在於食物中，另一種是加工製程中產生出來（非添加人工反式脂肪）。

1. 天然反式脂肪（共軛反式脂肪酸）

牛、羊等反芻動物因腸道菌的作用下，會把牧草發酵合成產生一些反式脂肪酸，所以在牛油、奶油、鮮乳等中還是會有一些天然的反式脂肪酸。有研究指出這些天然的反式脂肪中，含有共軛亞麻油酸（CLA），對健康不會造成負面效應。

2. 加工製程產出的反式脂肪

加工製程使用高溫烹調（如長時間油炸），可能會產生反式脂肪酸。主要來自經過氫化的植物油，其氫化過程會改變脂肪的分子結構，讓油脂更耐高溫、穩定性高，並增加保存期限，但同時也會因不完全氫化而產生反式脂肪酸，像是人造奶油、植物乳化油、氫化植物油等。

食品標示中的反式脂肪

我國包裝食品依**「包裝食品營養標示應遵行事項」**之規定，無論是來自天然奶油或植物油精製過程產生的反式脂肪，均須標示於營養標示中。選購食品時，可以留意食品的成分，確認反式脂肪的來源，減少攝取加工製程產生的反式脂肪，如：油炸物、烘培食品，應優先選擇天然食物的食品，可以參考包裝上的食品內容標示。

優質脂肪有哪些？對身體有何益處？

食物中常見兩大類脂肪酸，**飽和脂肪酸（Saturated fatty acid）**和**不飽和脂肪酸（Unsaturated fatty acid）**。

■ 飽和脂肪酸、不飽和脂肪酸差異

分類	飽和脂肪酸	不飽和脂肪酸
結構	碳鏈之間沒有雙鍵，結構較穩定	碳鏈中至少有一個雙鍵
常溫狀態	多為固體	多為液體

分類	飽和脂肪酸	不飽和脂肪酸
來源	動物性脂肪（如豬油、牛油、奶油等）、椰子油、棕櫚油	植物油（橄欖油、芥花油等）、魚油、堅果、酪梨等
健康影響	提高壞膽固醇、增加心血管疾病風險	降低壞膽固醇、減少發炎反應、提升心血管健康

烹調用油建議選擇植物油的芥花油、橄欖油等不飽和脂肪酸為主，不建議使用飽和脂肪酸的動物油、棕櫚油及椰子油，並避免高油飲食，油炸、肥肉、動物皮等高飽和脂肪酸的食物，會增加罹患心血管疾病的風險、增加發炎反應，不僅腎友要注意，有慢性疾病者都必須留意。

不飽和脂肪酸依結構可分為「單元不飽和脂肪酸」與「多元不飽和脂肪酸」，根據雙鍵的位置，又可細分為 Omega-3、6、7、9。

- **單元不飽和脂肪酸：Omega-7、Omega-9**

Omega-7、Omega-9 為非必需脂肪酸，意思是人體可以自行合成；Omega-9 單元不飽和脂肪酸可以降低三酸甘油酯及壞膽固醇，對腎臟有益處。

種類	食物來源	對健康的影響
Omega-7	沙棘油、夏威夷豆。	有助於抑制發炎反應、降低壞膽固醇、預防心血管疾病、改善胰島素敏感性。

種類	食物來源	對健康的影響
Omega-9	橄欖油、苦茶油、芥花油、酪梨油、茶籽油、玄米油等。	降低壞膽固醇、增加好膽固醇、有助於心腦血管健康。

● 多元不飽和脂肪酸：Omega-3、Omega-6

Omega-3、Omega-6 為必需脂肪酸，身體無法自行合成，必須由飲食中攝取， Omega-6 常見於家庭烹調用油。

Omega-3 有三種形式，DHA（Docosahexaenoic acid）、EPA（Eicosapentaenoic acid）、ALA（α-linolenic acid），DHA 及 EPA 多為動物性來源，ALA 主要為植物性來源中的堅果種子類，ALA 可以經人體轉換成 DHA 及 EPA，但轉換率低於 10%。

美國心臟協會（American Heart Association，AHA）建議每週攝取兩次一百公克以上的魚肉，以多脂魚，如鯖魚、秋刀魚、鮭魚、沙丁魚、鯡魚等為主，補充 Omega-3 不飽和脂肪酸。

種類	食物來源	對健康的影響
Omega-3	DHA 及 EPA：多脂魚（如鯖魚、秋刀魚、鮭魚、沙丁魚、鯡魚等），海藻類也含有 DHA。	降低三酸甘油酯、降低壞膽固醇、抗凝血預防血栓、抗發炎、幫助腦部神經發育、預防憂鬱及失智。
	ALA：油脂與堅果種子類，如核桃、亞麻籽、奇亞籽、紫蘇油、亞麻仁油等。	

種類	食物來源	對健康的影響
Omega-6	大豆沙拉油、葵花油、花生油、玉米油、葡萄籽油、紅花籽油等。	調節身體代謝、促進免疫反應、保護細胞、幫助凝血。過量攝取會降低細胞發炎的防禦力，導致身體慢性發炎。

烹調用油建議選擇以**單元不飽和脂肪酸**及**多元不飽和脂肪酸**為主。

AHA 建議最佳的油脂攝取比例為「多元不飽和脂肪酸：單元不飽和脂肪酸：飽和脂肪酸」＝「1：1.5：0.8」，其中 Omega-3 與 Omega-6 的比例為 1：1。這樣的比例有助於**降低心血管疾病風險**，並維持身體的**抗發炎與免疫平衡**。

然而，現代飲食中 Omega-6 的攝取量往往遠高於 Omega-3，可能導致**慢性發炎**，建議多選擇 Omega-3 的魚類取代肉類，增加 Omega-3 攝取量。如果對選擇不同油品來獲取這些脂肪酸感到困擾，可以考慮市售的 Omega-369 調合油，對於忙碌的上班族也是省時省事的好選擇。

堅果很健康？為什麼腎友要注意？

堅果種子類富含不飽和脂肪酸、維生素 B、維生素 E、礦物質鋅、鎂、磷、鉀等營養素，國健署建議每天可以補充一份堅果種子類（約一湯匙），有助於抗氧化、抗發炎、減少自由基、保護心血管等好處。但腎友必須限量，以免增加腎臟負擔，主要原因有以下三點：

1. 磷含量高：堅果種子類中的磷含量高，像是南瓜子、松子、腰果、杏仁果等，腎友因腎功能不佳，無法有效排出體內多餘的磷，容易導致高磷血症，增加腎臟負擔。

2. 鉀含量高：杏仁果、腰果、榛果、開心果等堅果種子類含鉀量高，若是需限鉀的腎友，攝取過量容易導致高鉀血症。

3. 蛋白質品質低：部分堅果種子類蛋白質含量較高（如杏仁、花生、開心果、腰果等），但大多數堅果種子的蛋白質屬於低生物價的蛋白質，慢性腎臟病腎友需要控制蛋白質的攝取，反而會增加代謝廢物，加重腎臟負擔。

建議腎友控制堅果種子類的攝取量，或者可以選擇水煮堅果，像是水煮花生、水煮核桃、水煮葵花籽等，可以幫助鉀離子溶出（但還是屬於高磷食物），務必要限量。

另外提醒，市售很多風味的堅果會攝取過多調味品，增加糖分、鹽分、人工添加物的攝取，所以挑選堅果以**「非油炸、無調味、新鮮保存良好」**為原則。

好油、壞油過量都會增加負擔

無論是飽和脂肪酸還是不飽和脂肪酸，攝取過量油脂都會增加健康負擔，務必遵循兩大原則：

1. 不過度高溫烹調：日常中可以多選擇**蒸**、**燙**、**煮**、**煎**、

炒的料理方式，也可以減少飽和脂肪酸的攝取。

2. 不過量攝取：避開高油食物，並小心「隱藏油脂」來源，如絞肉、肥肉、炕肉、動物皮、加工製品、糕餅甜點類等，避免不知不覺吃下過多脂肪。

油脂攝取過量不僅伴隨著高熱量，容易使體重上升及增加肥胖風險；也提升壞膽固醇、降低好膽固醇，進而提高心血管疾病的風險。此外，也會增加體內發炎反應，對腎臟健康造成負面影響。

烹調方式決定餐桌健康

■ 不同烹調法，選油有學問

不同油品有不同**「發煙點」**（smoke point），指油品**「烹煮時能承受的最高溫度」**，簡單來說就是油開始冒煙那一刻的溫度，超過這個溫度會開始冒煙、變質、裂解，進而產生對人體有害的物質。影響發煙點的因素如下：

1. 脂肪酸組成：飽和脂肪酸比例高，如豬油、奶油相對較穩定，發煙點較高，耐高溫。不飽和脂肪酸比例高，如酪梨油適合中高溫烹調；亞麻仁油、紫蘇油較不耐高溫，適合低溫烹調或涼拌。

2. 榨取方式：如冷壓橄欖油，保留較多天然抗氧化物，但發煙點較低，不適合高溫烹調。

3. 精製程度：精製油（如葵花油），去除了雜質與抗氧化物，發煙點較高，適合高溫烹調。未精製油（如初榨橄欖油），保留較多天然營養素，發煙點較低，適合低溫烹調或涼拌。

油品的新鮮度及保存狀態也很重要，油品存放時間過久或保存不當（像是曝晒、高溫等），會使油氧化變質、游離脂肪酸上升，發煙點下降。

烹調方式	溫度	建議的油品
高溫煎炒、油炸	＞ 200℃	酪梨油、苦茶油、玄米油、芥花油、葵花油、椰子油、棕櫚油、動物油。
炒、煮、烤	140 ～ 200℃	橄欖油、大豆油、芝麻油、玉米油、葡萄籽油、奶油。
涼拌、低溫拌炒	＜ 140℃	初榨橄欖油、亞麻仁油、紫蘇油、奇亞籽油。

■ 長時間高溫烹調，當心致癌物

長時間高溫烹調，如高溫油炸、油煎、燒烤等，不僅會讓營養素流失，還會使食物中的碳水化合物、蛋白質、脂肪分子結構改變，產生影響健康的致癌物質。

例如，炸雞排、炸雞塊、炸豬排等含有蛋白質及油脂的食物，高溫烹調會產生**多環芳香烴碳氫化合物**（Polycyclic aromatic hydrocarbons，PAHs）和**異環胺**（Heterocyclic amine，HCAs）等物質，油脂在高溫加熱下也會裂變產生過氧化物和自由基。

澱粉類食物如炸薯條、洋芋片、炸地瓜、炸銀絲卷等，可能會產生**丙烯醯胺**（Acrylamide），均為潛在致癌物。國際癌症研究機構（The International Agency for Research on Cancer，IARC）將多環芳香碳氫化合物、異環胺認定為 2B 類致癌物，將丙烯醯胺歸類為 2A 類致癌物。

另外，建議不要吃焦黑燒焦的食物，並減少長時間高溫烹調，料理時記得要開啟抽油煙機，減少煙霧進入體內。

未洗腎／洗腎後飲食大不同:高低蛋白飲食怎麼吃?

慢性腎臟病（未洗腎）、洗腎的營養攝取最顯著的差異在於**「蛋白質」**的需求量：

慢性腎臟病：需要限制蛋白質的攝取量，採取**「低蛋白質飲食」**，以減少含氮廢物累積在體內，減緩腎功能惡化。

洗腎：血液透析過程會流失蛋白質，需要增加蛋白質的攝取量，執行**「高蛋白飲食」**，以維持足夠營養。

營養建議參考二〇二四年 KDIGO 和二〇二二年 KDOQI（Kidney Disease: Improving Global Outcomes）的國際指引，若腎友有合併其他疾病或處在特殊狀態，實際飲食內容仍須依個別病情，由專業醫療團隊進行評估及規劃。

腎友	慢性腎臟病（未洗腎）	洗腎
熱量	25～35 大卡／公斤／天	
蛋白質	低蛋白飲食 初期（第三期前）：0.8～1.0 公克／公斤 中後期（第三～五期）：0.6～0.8 公克／公斤 ＊糖尿病合併腎病變：0.8～1.0 公克／公斤	高蛋白飲食 洗腎（血液或腹膜透析）：1.0～1.5 公克／公斤
鈉	限制鈉＜2000 毫克／天更佳（鹽＜5 公克／天）	
磷	800～1000 毫克／天	
鉀	個別化評估。（有些腎友不須嚴格限鉀）	

慢性腎臟病「低蛋白」飲食該怎麼吃？

當腎臟功能下降，除了建議低蛋白質飲食以外，還要兼顧控制鈉、磷、鉀等礦物質攝取。

為什麼需要低蛋白飲食？

人體攝取蛋白質後，經過新陳代謝會產生尿素等含氮廢物，必須透過腎臟排出體外。當腎功能受損，過多的含氮廢物無法有效排除，堆積在體內可能引起尿毒症。

對於慢性腎臟病腎友（尤其是第三期後），建議採取「低蛋白飲食」，藉此降低腎臟負擔，以延緩腎臟功能的惡化。

但**蛋白質不是愈低愈好！**若攝取過少，反而導致營養不良、體蛋白分解、肌肉流失的風險，甚至進一步加速腎功能惡化。

降低蛋白質攝取量之後，很多人會忽略熱量。為了避免熱量攝取不足，身體分解蛋白質當作熱量來源，**應適度提高碳水化合物及脂肪的比例**，確保每日總熱量充足，避免營養不良及肌肉流失。

慢性腎臟病腎友營養不良的原因

腎臟病患者常見營養不良的問題，成因多重且交錯，以下為常見幾大原因：

1. 身體發炎反應及代謝異常

腎功能下降會影響營養素的代謝與利用，身體處於發炎反應及異化代謝狀態，還會分泌促發炎細胞激素而導致代謝異常：

- **(1) 蛋白質分解增加**：慢性發炎及酸中毒會促進發炎細胞激素的釋放，在異化狀態下，會增加蛋白質的分解，導致肌肉流失。
- **(2) 胰島素阻抗**：尿毒症會影響胰島素作用，使葡萄糖利用異常，影響能量供應。

2. 食欲下降

腎病相關的生理及心理變化會影響食欲及進食行為：

- **(1) 尿毒症影響食欲**：體內毒素的累積可能導致噁心、

嘔吐、味覺改變，也可能使身體感到疲累，導致降低進食意願。

(2) **腸胃道不適**：可能出現胃排空較慢及腸道蠕動減弱，使腸胃不適、消化吸收不良的情形。

(3) **情緒因素**：因慢性疾病而造成情緒波動大，低落、焦慮、憂鬱等而影響進食量。

3. 飲食限制導致攝取不足

必須控管蛋白質的攝取量，以及某些礦物質的攝取，若飲食未妥善規劃，可能導致：

(1) **熱量攝取不足**：慢性腎臟病腎友必須限制蛋白質攝取，若沒有適當補充碳水化合物及脂肪，可能導致總熱量攝取不足，進而造成營養不良。

(2) **蛋白質攝取不足**：適當攝取蛋白質，避免熱量不足，導致肌肉流失。

(3) **部分營養素缺乏**：為了控制血中的鈉、磷、鉀而限制某些食物（如蔬果、乳品類等），容易導致其他營養素缺乏，例如膳食纖維、維生素 B、C、礦物質鐵、鈣等。

4. 合併症與藥物影響

部分腎友合併其他慢性疾病會使用多種藥物，進一步影響營養狀態：

(1) **合併慢性疾病**：像是合併糖尿病、高血壓、心血管疾病等，可能進一步影響營養狀態，也必須注意調控飲食。

(2) **藥物影響**：有些藥物可能引起味覺或食欲的改變，像是血壓藥、磷結合劑、利尿劑等。

低蛋白飲食怎麼吃？蛋白質與主食這樣配

■ 低蛋白的主食好選擇

亞洲有悠久的米食文化，俗話說「人是鐵，飯是鋼」，彰顯米食在日常飲食中的重要性。「米」食材取得方便，烹調簡單，且大多數人都能接受其口感及風味，因此規劃一日三餐分量時，**主食以精製白米飯**去估算。

主因是精製白米飯相較其他全穀雜糧類，如糙米、五穀米、麵食類、雜糧類、乾豆類等蛋白質及礦物質磷、鉀含量較低，更適合腎友當作碳水化合物的主要來源。

低蛋白飲食因減少蛋白質攝取，容易導致熱量攝取不足，建議腎友可額外補充**「低氮澱粉」**的食物，避免身體所需熱量不足，造成營養不良。如果覺得低氮澱粉的製備不方便、太繁瑣，亦可以選購市售**「未洗腎／低蛋白」的營養補充品**，確保足夠熱量攝取。

■ 蛋白質怎麼吃才對？

腎臟病飲食管理中，「控制蛋白質的攝取量」是重要的原則之一，因有個體差異，還必須考量不同慢性腎臟病的分期而有所差異，所以蛋白質的需求量也不同。

舉例來說，針對慢性腎臟病第三～五期的腎友，建議每日蛋白質攝取量需降低至**每公斤〇・六～〇・八公克**，蛋白質量減少，相對碳水化合物及脂肪比例則需要提高。

再舉個例子，每公斤體重〇・八公克蛋白質時，三大營養素比例約為「碳水化合物：蛋白質：脂肪」＝ 55 ～ 60%：10%：30 ～ 35%。（蛋白質量約為健康成年人的 80%）。

每公斤體重〇・六公克蛋白質為例，三大營養素比例約為「碳水化合物：蛋白質：脂肪」＝ 57 ～ 62%：8%：30 ～ 35%（蛋白質量約為健康成年人的 60%）。

蛋白質要選優良品質

蛋白質的選擇很重要，別吃錯**「優質蛋白質」**，品質取決於所含的**必需胺基酸種類及含量**。當食物擁有齊全且充足的必需胺基酸，能滿足人體生長及維持生命所需時，稱為**「高生物價蛋白質」**，像是「豆、魚、蛋、肉」。

無論是慢性腎臟病的「低蛋白飲食」，或是洗腎的「高蛋白飲食」型態，都建議以營養價值高的高生物價蛋白質為主要來源，這類蛋白質吸收率及利用率也高。

腎友的飲食中，建議每日蛋白質攝取量中有 **50%以上**來自**高生物價蛋白質**。另外，提醒乳品類雖然也為高生物價蛋白

質，但屬於高磷食物，腎友應該留意攝取量。（蛋白質品質詳見第九五頁）

■ 蛋白質與主食的分量

　　優質蛋白質以「豆、魚、蛋、肉」類估算每日攝取的份數。雖然乳品類也是優質蛋白質來源，但磷含量偏高，腎友要特別留意攝取量，因此不將乳品類納入。

體重（公斤）		40	50	60	65	70	75	80
熱量（大卡）		1200	1500	1800	1950	2100	2250	2400
0.8 克／公斤	豆魚蛋肉（份／天）	3	4	5	5	5.5	6	6.5
	白飯（碗／天）	1.5	2	2	2.5	2.5	3	3
	低氮澱粉（份／天）	2～4（約 150～300 大卡）						
0.6 克／公斤	豆魚蛋肉（份／天）	2.5	3	3.5	4	4.5	5	5
	白飯（碗／天）	1	1.5	1.5	2	2	2	2.5
	低氮澱粉（份／天）	4～8（約 300～600 大卡）						

＊每日總熱量以每公斤體重三十大卡估算，可依照個別化調整。
＊飯一碗為四份主食的分量，低氮澱粉一份約等於半碗冬粉或米粉（低氮澱粉詳見第一三一頁）。

參考此表，營養師幫腎友估算出每日的熱量及蛋白質需求量：

女性：熱量約一千二～一千八大卡，豆魚蛋肉類攝取量約為二・五～五份。

男性：熱量約一千八百～二千四百大卡，豆魚蛋肉類攝取量約為三・五～六・五份。

再依照個人飲食習慣，分配於一整天的蛋白質攝取量。每位腎友都是獨一無二的個體，如需更精細的個人化調整，請務必諮詢專業營養師。

蛋白質分量怎麼估算？

蛋白質的攝取量不管對哪個族群都至關重要，尤其對腎友更需要謹慎控制蛋白質攝取量，以減少腎臟負擔並避免營養不良。然而，許多腎友對蛋白質的攝取量及食物的選擇存在一些誤解，例如「腎臟不好，蛋白質吃愈少愈好？」或「不要吃肉就好了？改吃素食比較健康？」

蛋白質攝取過多或過少都可能造成腎臟負擔，長期下來甚至會提高洗腎的機率！

蛋白質攝取過量：增加含氮廢物的累積，提升尿毒症的風險，提早進入洗腎的階段。

蛋白質攝取太少：長期容易造成營養不良，肌肉量流失，肌肉蛋白分解也會產生含氮廢物累積，造成腎臟的負擔。

■ 用手掌大小估算蛋白質

建議選擇「豆製品、魚、海鮮、蛋類、肉類」這些優質蛋白質來源。由於每個人手掌大小不同，可以先量測自己的手掌大小，了解手掌所代表的蛋白質份數（如圖 2-1）。

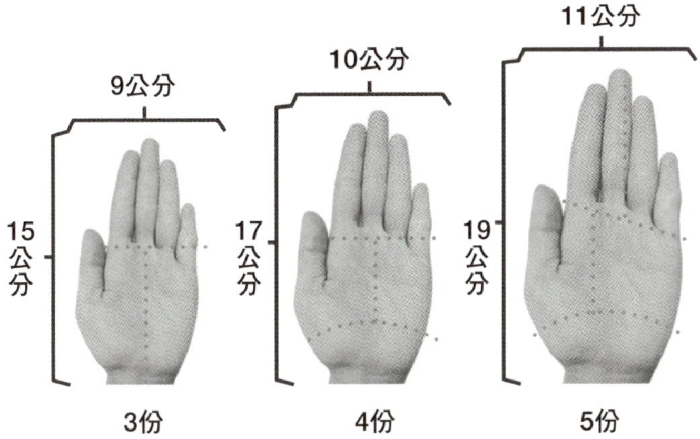

圖 2-1　手掌評估豆魚蛋肉類分量

舉例來說，我的手掌大小相當於三份蛋白質，約等於一顆滷蛋＋一支小翅腿＋一小塊魚肉（如圖 2-2）。這個方法可以用來簡易評估每日豆魚蛋肉類的攝取量，一般來說：

女性：手掌大小約三～四份（二十一～二十八公克蛋白質）。

男性：手掌大小約四～五份（二十八～三十五公克蛋白質）。

這種「手掌法則」方便快速，特別適合在外食或無法秤重的情況下，做為初步估算每日蛋白質攝取量的實用工具。

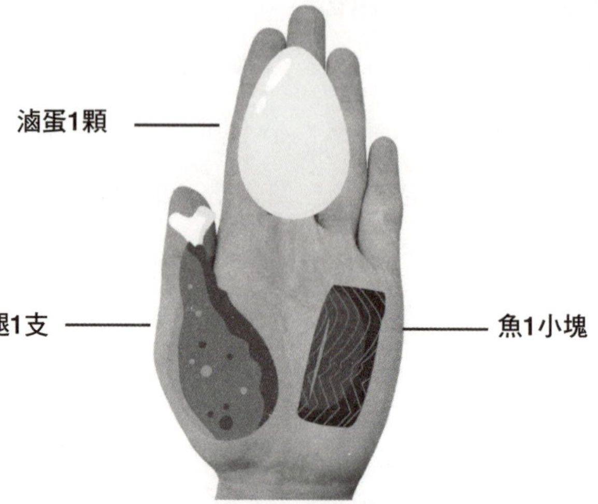

圖 2-2　三份豆魚蛋肉類示意圖

■ 一份蛋白質是多少？怎麼估算？

營養學中**「一份豆魚蛋肉類」**等於提供**「七公克的蛋白質」**。這類食物包含豆類及其製品（如豆腐、豆干、豆皮、豆漿等）、魚類、海鮮類、貝類、蛋類，以及各種肉類（雞、鴨、鵝、豬、牛、羊）都是**高生物價的優質蛋白質**，能提供人體必需胺基酸，吸收率與利用率也高，因此建議每日蛋白質的來源要有 **50%以上**來自這一類食物。

■ 一份蛋白質怎麼抓？

可以用手來粗略估算，一份蛋白質＝手的「三根手指頭」。相當於：一顆雞蛋＝一小塊瘦肉／魚肉（如圖 2-3）。

如果手掌比較大，例如 19×11 公分手掌大（五份蛋白質），估算時，建議以「**兩根手指頭**」做為一份蛋白質的參考標準，避免攝取過多（如圖 2-4）。

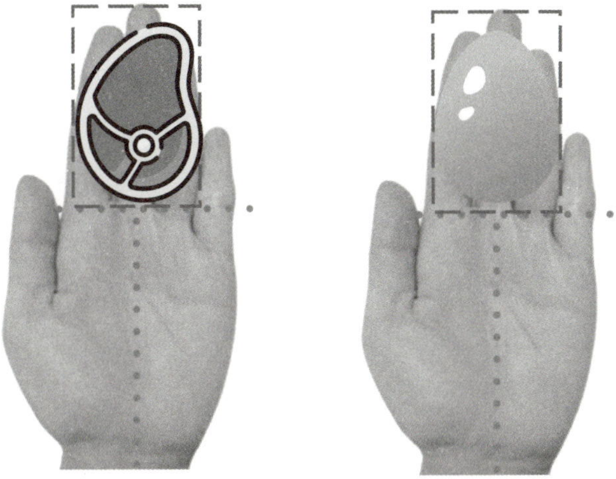

圖 2-3　三根手指頭等於一份蛋白質

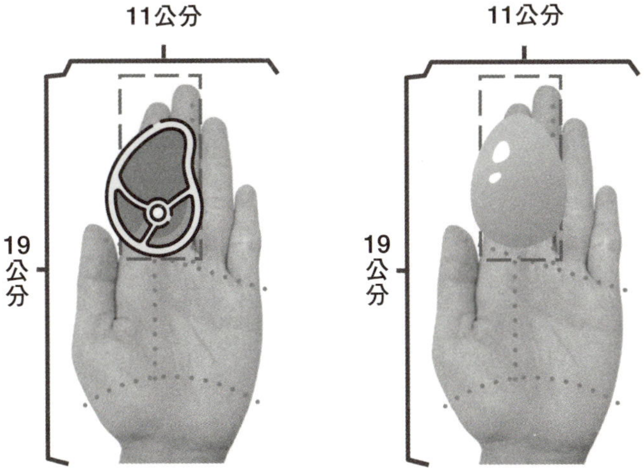

圖 2-4　兩根手指頭等於一份蛋白質

大豆類及其製品一份是多少？

大豆類製品是豆魚蛋肉類中種類最多、變化較大的食材，對腎友來說，在分量的計算上可能較困難，不過購買豆製品，如板豆腐、嫩豆腐、油豆腐、干絲、豆皮、豆漿等，大部分包裝都會標上營養標示，建議可以善加利用，推算一份蛋白質食物可以吃多少量的豆製品。

同樣，購買其他包裝食品，如魚片、肉片、海鮮等，許多食材也有附上營養標示，學會判讀這些營養標示，可以更有效率地控制每日蛋白質攝取量，圖 2-5 是常見大豆類以及其製品每一份的分量代換圖表。

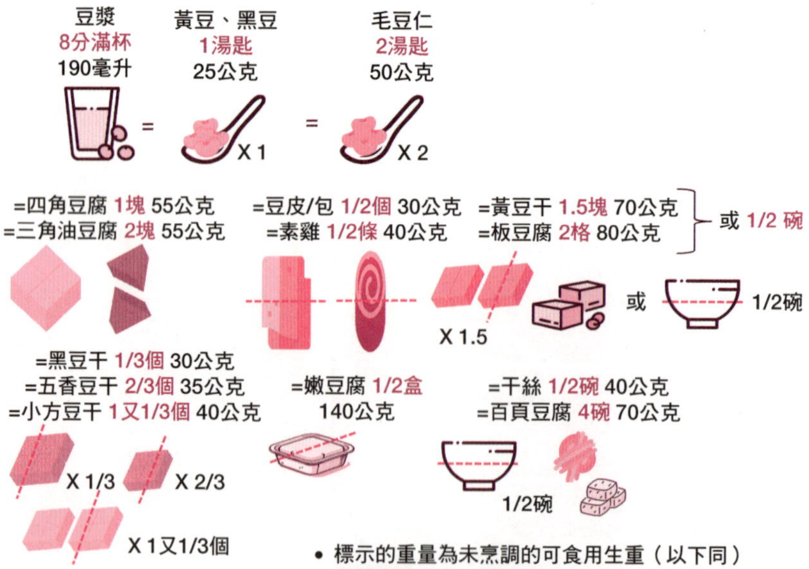

- 標示的重量為未烹調的可食用生重（以下同）
- 容器容量大小（以下同）：
  杯：240毫升（家用馬克杯、水杯）
  碗：240毫升（家用陶瓷碗或外食自助餐八角紙碗）
  湯匙：15毫升（家用鐵湯匙或外食塑膠湯匙）

圖 2-5　常見大豆製品的分量圖

另外提醒，有些豆製品可能會添加過多鈉、磷、添加物等，如調味豆干、炸豆皮、百頁豆腐、素肉排、素火腿等加工製品，必須留意。

■ 麵筋製品並非大豆製品

麵筋製品與**大豆製品**不太相同，常見的麵筋、麵輪、麵腸、烤麩、麵肚等「麵」字的加工食品，容易被誤認為優質蛋白質的替代食物，尤其對茹素者而言，這些食品經常被當作主要的蛋白質來源。

事實上，麵筋製品主要原料是**「小麥麵粉」**中的蛋白質，就是**「麩質」**（Gluten），並非來自黃豆類，與豆腐、豆干、豆漿等大豆製品完全不同！

雖然麵筋（麩質）的蛋白質含量不低，但屬於低生物價蛋白質，所含必需胺基酸種類與比例不夠理想，人體吸收與利用率較差，因此不屬於「優質蛋白質」。

對腎友來說，蛋白質攝取量有限，不建議將麵筋製品當作主要蛋白質來源，以免攝取品質較差的蛋白質，既無法提供足夠營養，還可能造成過多含氮廢物的產生。此外，麵筋製品在加工過程中，也會加入添加物，務必特別留意。

魚類、海鮮類、肉類一份是多少？

「豆魚蛋肉類」中的魚類、海鮮類、肉類是平常飲食中比較常吃的主菜，每一份的分量可以用手掌**「三根手指頭的大小與厚度」**或**半個手掌大（不包含手指頭）**來粗估，如圖 2-6 所示。

若手掌較大者（大於 19×11 公分），建議**以兩根手指的量為一份蛋白質**來做參考，以免誤判攝取過量。

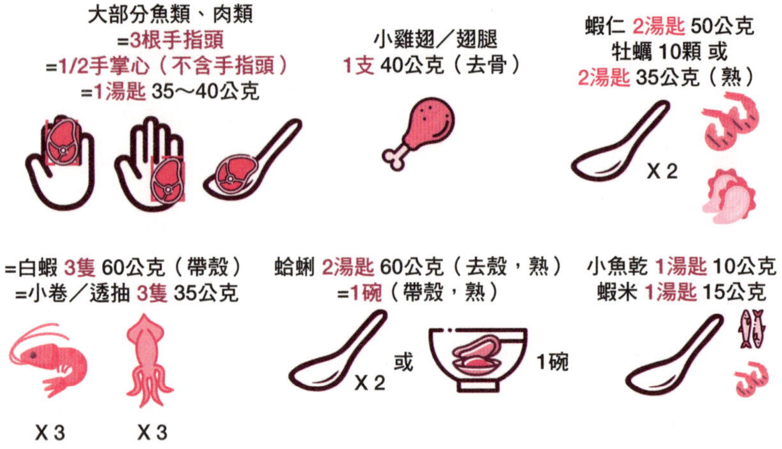

圖 2-6　常見魚類、海鮮類、肉類的分量圖

蛋類一份是多少？

豆魚蛋肉類中，蛋類是最容易估算的一類，雞蛋一顆就是一份蛋白質，常見蛋類分量如圖 2-7：

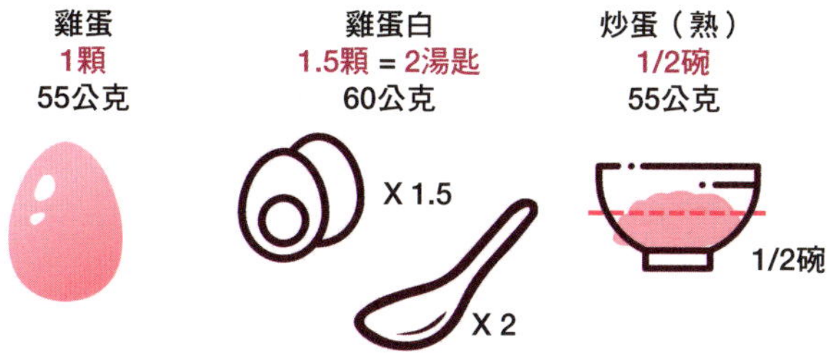

圖 2-7　常見蛋類的分量圖

乳品類一份是多少？

乳品類（如鮮乳、優酪乳、起司等）屬於優質蛋白質的來源，每一份乳品提供八公克蛋白質。但對腎友來說，乳品中的磷含量偏高，攝取過多可能增加腎臟負擔。不建議腎友把乳品類當作主要攝取蛋白質的來源，若有攝取需求，建議與營養師討論調整分量與頻率，或者選擇市售低磷的營養補充品為佳。

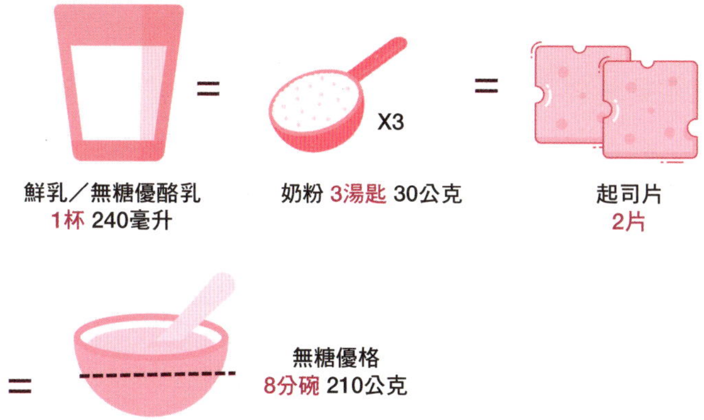

圖 2-8　常見乳品類的分量圖

掌握營養標示，蛋白質輕鬆控管

購買食品時，若包裝有標上食品**成分**及**營養標示**，請善加利用。不僅有助於控制蛋白質攝取量，還能了解食品中的添加物、熱量、脂肪、鈉含量等，幫助體重、血鈉控制更穩定，也減輕腎臟負擔。這項原則也適用於一般民眾，建議所有人都要學會看懂營養標示，了解營養價值是維持健康、降低身體負擔的重要一步。

■ 如何看懂營養標示？

可以從食品包裝上標記的**成分**看出食品添加哪些食材、調味品及添加物，建議選擇添加物愈少愈好的產品，以減少身體負擔。

從食品標記上的**營養標示**中除了熱量，還可以了解蛋白質、脂肪、碳水化合物、鈉、糖、飽和脂肪、反式脂肪的含量，其中蛋白質及鈉對腎友特別重要！避免攝取不必要的人工添加物與鈉等，保護腎臟健康。

常見營養標示有以下兩種：一種是標示**「每一百公克／毫升」**，另一種則是**「每日參考值百分比」**。

舉例一：豆干

營養標示		
每一分量 66 公克 本包裝含 5 份		
	每份	每 100 公克／毫升
熱量	95 大卡	142 大卡
蛋白質	9.7 公克	14.5 公克
脂肪	5.6 公克	8.4 公克
飽和脂肪	0.9 公克	1.4 公克
反式脂肪	0 公克	0 公克
碳水化合物	1.4 公克	2.1 公克
糖	0 公克	0 公克
鈉	115 毫克	174 毫克

第一步：先確認這產品包裝的重量，**總共為幾份**，如上圖本包裝共含有五份。

第二步：營養標示的「每份」熱量為九十五大卡、蛋白質為九．七公克，鈉含量一百一十五毫克。

第三步：乘上攝取的量，如果全部吃完（此範例為五份），熱量為 95×5 ＝ 475 大卡，蛋白質為 9.7×5 ＝ 48.5 公克（相當於七份蛋白質量），鈉含量為 115×5 ＝ 575 毫克。

＊每份不代表整包豆干總共含有的熱量、蛋白質、鈉含量，購買、食用前先閱讀營養標示，避免蛋白質、鈉攝取量失控！

另一種標示是**「每日參考值百分比」**，用來了解該產品每一份量所含的熱量、營養素含量，占每日需要量的多少百分比。不過要注意，「每日參考值百分比」的計算方式，是以每日需求量二千大卡的成年人為基準計算，不適合每個人，僅供參考。不過可以方便於選購時，做為比較不同商品的工具，例如 A 牌與 B 牌的熱量、蛋白質、鈉含量比較，就能夠幫助我們更聰明地做出選擇。

舉例二：黃豆粉

營養標示		
每一分量 25 公克 本包裝含 22 份		
	每份	每日參考值百分比
熱量	88 大卡	4%
蛋白質	9 公克	15%
脂肪	0.8 公克	1%
飽和脂肪	0.2 公克	1%
反式脂肪	0 公克	*
碳水化合物	13 公克	4%
糖	9 公克	*
鈉	95 毫克	5%

「*」符號代表參考值未定。

主食怎麼選、怎麼吃？低氮澱粉是什麼？

飯優於麵，搭配低氮澱粉

主食就是全穀雜糧類的食物，包含米類、麥類、根莖雜糧類、乾豆類，最常吃的就是「米類／飯類」和「麥類／麵製品」。

相較之下，建議以**「飯類」**為主，因為麥類的麵製品，如麵條、麵包、蛋糕等，**蛋白質含量**通常高於白飯。另外，部分配菜也可能出現含有小麥製品，例如麵筋、麵腸、烤麩、麵輪、麵肚等，這些蛋白質含量也相對較高一些（容易讓人誤認為是大豆製品）。

一份**「麵製品」**含有**二・五公克以上**的蛋白質，且屬於**低生物價蛋白質**（身體利用率低），通常一碗麵就含有三～四份主食，相當於吃到七・五～十公克的低生物價蛋白質。

相對的，一份**「白飯」**含有**一～一・五公克**的蛋白質，三～四份主食，等於白飯的八分滿碗～一碗，蛋白質僅約三～六公克。對於需要低蛋白飲食的慢性腎臟病腎友是較佳的選擇。

當然，這不代表絕對不能吃麵製品，也不要因為吃到麵食就有罪惡感。逢年過節難免會遇到聚餐、外食，偶爾一餐有麵食也沒關係，只要在其他餐次將主食換成低氮澱粉，或是減少蛋白質食物的攝取，保持每日總熱量及蛋白質的平衡即可。

不要讓低蛋白飲食成為沉重負擔，聰明挑選適合自己的食物及搭配，品嘗美食之餘兼顧營養均衡，也可以避免造成腎臟負擔。

為什麼不是優先選雜糧飯？

不少腎友疑惑：「不是說吃糙米飯、雜糧飯比較健康？為什麼腎臟病吃白飯比較好？」

許多人會特別挑選以健康養生的飯類為主，常見如未精製澱粉的糙米飯、五穀飯、黑米飯、紫米飯、雜糧飯等。糙米飯、雜糧飯等保留米糠及胚芽，含有較多蛋白質、膳食纖維、維生素B群、維生素E與礦物質（磷、鉀、鎂）等，對健康有諸多益處。

對一般健康人（沒有腎臟疾病者）是不錯的健康飲食方式，不過針對需要限制蛋白質、礦物質磷、鉀的腎友並不適合過量攝取。這也是腎友主食選擇精製白米飯，不是雜糧飯的原因。

精製的白米飯是低蛋白飲食的首選，購買取得方便、口感佳、接受度高，相較於其他未精製米類的蛋白質、礦物質含量較低。

■ 低蛋白主食有哪些？

臺灣目前市售有國產農產品的**「低蛋白米」**，例如**臺農八十二號**、**西螺米**、**池上鮮米**、**五春米**等，**一份主食**約含有**一公克**的蛋白質。

還有廠商專門研發設計低蛋白米及**低蛋白麵條**，像是**真粒米**、**越之白米**等，都是有助於腎友控制蛋白質與礦物質攝取的好選擇，既能吃得飽，又減少腎臟負擔。

■ 低氮澱粉也是好選擇

除了低蛋白米／麵以外，腎友可以多利用**低氮澱粉**來取代部分主食，或是當作點心，補充熱量與碳水化合物。

每份低氮澱粉的蛋白質小於一公克，非常適合腎友食用，可以達到足夠的熱量需求，避免營養不良的情形發生，也能避免攝取過多蛋白質，以減少腎臟負擔。

■ 常見市售的低氮澱粉：

1. 條狀：冬粉、粉條、米苔目、河粉、粄條、粿仔條。

2. 片狀：粉皮、涼粉、粉粿。

3. 圓形：粉圓（珍珠、西谷米）、芋圓、地瓜圓、水晶餃皮。

4. 粉類：蓮藕粉、葛粉、玉米粉、太白粉（馬鈴薯粉、樹薯粉）、地瓜粉、澄粉、木薯粉（樹薯粉）。

5. 其他：地瓜、蘿蔔糕。

地瓜本身雖然屬於低氮澱粉，但含鉀較高，若有需要限鉀的腎友，建議將地瓜水煮後再食用，因為水煮可以有效降低鉀離子的含量。

麵煮熟後的體積有明顯變化，取決於吸水性及原料成分，所以會有所差異，如圖 2-9：

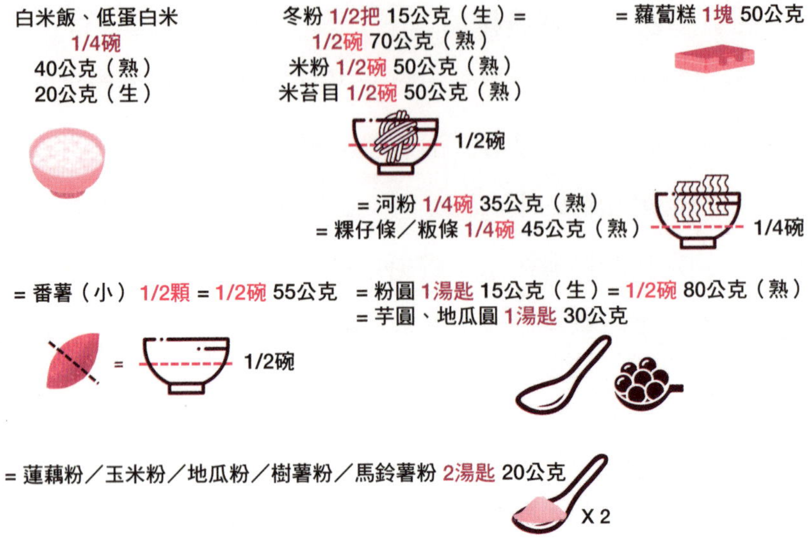

圖 2-9　常見低氮澱粉的分量圖

善用這些食材能讓飲食更有變化，同時兼顧蛋白質控制與熱量充足，幫助腎友吃得更自由、更安心。

精製糖不好？對腎友是補充熱量的方式

大多數人都知道攝取過量精製糖的食物會增加許多健康風險，例如糖尿病、肥胖、代謝症候群、心血管疾病、蛀牙，甚至影響情緒。因此，許多腎友會疑惑：「我怎麼可以吃糖？」事實上，對腎友來說，精製糖在特定情況下，可以是補充熱量的一種方式。

■ 精製糖能增添風味並補充熱量

腎友飲食上需要控制每日鈉攝取量，烹調料理時有許多調味品都含有鈉，例如鹽、醬油、番茄醬、味噌等，因此在烹調上必須節制添加量，往往讓食物變得清淡無味，影響食欲。

有些腎友改變調味方式，在料理中添加精製糖，如砂糖、冰糖、黑糖、蜂蜜等，從鹹口味料理變成甜口味的佳餚，像是米苔目、粉圓、地瓜圓等，改變調味的方式讓食物更美味可口，同時補充熱量，避免營養不良，也可以避免過多鈉的攝取。

對於需要控制蛋白質攝取的腎友來說，精製糖還有能**提供熱量、不含蛋白質，以及低鈉、磷、鉀**等優點，所以適量地食用精製糖其實是被允許的，**適量不代表過量**。（精製糖建議量詳見第六六頁）

這裡要澄清一下，不是鼓勵大量吃甜食或喝含糖飲料，而是可以將糖當作烹調料理的方法，適量添加去平衡飲食的口味並補充熱量，千萬不要誤解！

■ 合併糖尿病患者必須留意

如果是合併糖尿病的腎友（如糖尿病腎病變），需要特別留意精製糖攝取量及血糖變化。臺灣有四成洗腎腎友是因糖尿病血糖控制不佳，導致糖尿病腎病變，所以擔心食用過量精製糖的腎友，可以這樣做：

1. 使用市售的糖飴、粉飴、麥芽糊精等取代精製糖來補充熱量。

2. 調味時改使用甜味劑（代糖），如赤藻糖醇、甜菊糖、糖精、甜精、蔗糖素、阿斯巴甜、醋磺內酯鉀等。

提供甜味同時對血糖負擔小一點，也不會攝取過量蛋白質及鈉含量的方法。

醣、糖傻傻分不清？

「醣」與「糖」對腎友來說都很重要，腎友因要限制蛋白質、礦物質磷、鉀的攝取量。所以選擇**「醣」**類食物時需要特別留意，例如減少麵製品和未精製的全穀雜糧類（糙米飯、雜糧飯、燕麥等），以減少蛋白質、礦物質的負擔。若有血糖問題，要留意「糖」的攝取量，避免血糖波動。

醣與糖到底有什麼不同？

1. 醣：碳水化合物的總稱，可分單醣、雙醣、寡醣、多醣。聚合醣類（寡醣、多醣）嘗起來不一定有甜味，例如飯、麵、地瓜、芋頭、南瓜、水果類和蔬菜類等。

2. 糖：簡單醣類，指單醣與雙醣，還有額外的添加糖（精製糖），通常嘗起來有甜味，例如葡萄糖、果糖、砂糖、蜂蜜、糖漿等。

分類	糖（簡單醣類）		醣（聚合醣類）	
名稱	單醣	雙醣	寡醣	多醣
化學結構	單一個單醣	兩個單醣	三至十個單醣	十個以上單醣
舉例	葡萄糖、半乳糖、果糖	蔗糖、乳糖、麥芽糖	棉子糖、水蘇糖、木寡糖、果寡糖、異麥芽寡糖	澱粉、果膠、纖維素
存在食物	果糖、糖漿、蜂蜜	砂糖、黑糖、冰糖、乳品類	豆類、香蕉、蘆筍、洋蔥、胡蘿蔔等	全穀雜糧類、蔬菜類、水果類、低氮澱粉

對腎友來說，**醣類（碳水化合物）以聚合醣類**為主，如白飯、低氮澱粉、蔬菜、水果等食物，可穩定提供熱量。而調味上，可以適量使用**精製糖**，如砂糖、冰糖、黑糖、蜂蜜等，來提升料理風味、增加食欲，也有助於熱量攝取，避免營養不良。兩者都需要**「適量攝取」**與**「聰明選食」**。

低蛋白飲食中油脂的重要性

不少人聽到「油脂」就會聯想到肥胖、三高、心血管疾病等，覺得油脂吃愈少愈好。營養諮詢門診中，曾遇過腎友餐餐吃水煮餐，認為比較健康，卻導致熱量攝取不足、體重下降、營養不良的情形。

其實油脂不是十惡不赦的東西，是人體必需營養素之一，扮演許多關鍵角色。

1. 提供能量及必需脂肪酸：脂肪每公克提供九大卡熱量，對於低蛋白飲食者，適量油脂能補足熱量缺口。此外，也提供必需脂肪酸來維持正常的生理功能。

2. 幫助脂溶性營養素吸收：脂溶性維生素，如維生素 A、D、E、K，若油脂太少，吸收率會降低。這些營養素與眼睛、骨骼健康、凝血功能、免疫功能等都有相關性。

3. 維持細胞膜完整性：脂肪是構成細胞膜的重要成分，像是磷脂質及固醇類能維持細胞膜的完整性及功能，也能維持神經傳導與皮膚的正常運作。

4. 製造荷爾蒙：脂肪幫助合成人體重要的荷爾蒙，包含性激素（如雌激素、睪固酮）和腎上腺皮質激素（如皮質醇）。

5. 保護內臟、調節體溫：脂肪保護內臟器官，同時幫助維持體溫的恆定。

另外，油脂在烹調上可以增添料理的風味、讓口感滑順、提升食欲，是增加熱量攝取的好幫手，在料理上有不能替代的作用。

無油／低油飲食不僅讓餐點變得無味，也容易造成腎友熱量攝取不足，進一步導致營養不良、免疫下降，甚至加重腎功能惡化。腎友**不是不能吃油，而是要選對油、吃對量！**油品怎麼選詳見第一〇八頁。

蔬菜也有隱藏蛋白質？

雖然蔬菜類整體的蛋白質含量普遍不高，但仍有少部分蔬菜的蛋白質含量相對較高一些，對於慢性腎臟病腎友須執行低蛋白飲食者，還是建議要多留意，尤其是慢性腎臟病第三期～五期，必須更嚴格控制每日蛋白質的攝取量。以下這些蔬菜蛋白質含量較高，也是外食中常見的種類：

1. **葉菜類**：地瓜葉、菠菜、紅莧菜。
2. **豆莢類**：長豆、四季豆。
3. **花菜類**：花椰菜、甘藍菜。
4. **菇蕈類**：蘑菇、杏鮑菇、金針菇。
5. **根莖菜類**：蘆筍、牛蒡。

建議用餐時可搭配較低蛋白的蔬菜，如小黃瓜、高麗菜、蘿蔔、絲瓜、冬瓜、茄子等，讓整體蛋白質攝取更容易控制。若同時需限鉀者，也可透過汆燙、浸泡等方式降低鉀含量，兼顧營養與腎臟健康。

低蛋白飲食這樣吃：「123 飲食原則」

對許多人來說，尤其是高齡長者而言，每天計算所需熱量、分配三大營養素和掌握食物分量，是一項不小的挑戰。特別在外食時，不太可能隨身攜帶電子秤來精準衡量每一餐的分量。

為了讓腎友吃飯更簡單、掌握分量更有效率，營養師將食物以**圖像化**呈現，參考《選食：營養師的一日三餐減醣餐盤》中簡易手掌法則，以簡單好記的手勢及口訣，透過自己的手來評估食物的分量，教導大家如何吃得均衡又健康。

這個方法可以依照需求，微調一下運用在**慢性腎臟病的低蛋白飲食和洗腎的高蛋白飲食**上，無論是自煮族還是外食族，都可以讓吃飯更簡單，同時維持營養充足。

以自己的**拳頭**、**手指頭**、**手掌**來評估分量，讓用餐更簡單，不需要秤重計算，只要掌握簡單的比例與手勢就能做到。六大食物中，先排除乳品類，因為乳品類含磷量較高，不適合每位腎友。123 低蛋白飲食原則如下：

1. 一拳頭的「主食」、「低氮澱粉」

(1) 主食：每餐一個拳頭大，以「白飯」為主。

女生一拳頭＝約二～三份澱粉量＝等於半碗～八分滿碗的白米飯。

男生一拳頭＝約三～四份澱粉量＝等於八分滿～一碗的白米飯。

(2) 低氮澱粉：每天至少補充「低氮澱粉點心」一個拳頭大

視每個人的需求狀況，低氮澱粉點心每日補充一～三次。

為什麼要額外補充低氮澱粉點心？主要是補足熱量、避免營養不良，又不增加過多蛋白質的攝取而造成腎臟的負擔！除了點心補充低氮澱粉以外，也可以將正餐的主食以低氮澱粉取代。（低氮澱粉分量詳見第一三一頁）

這裡以常見的冬粉、米粉、米苔目（熟重）去評估：

女生一拳頭＝約一～一．五份低氮澱粉量＝等於半碗～八分滿碗的量。

男生一拳頭＝約一．五～二份低氮澱粉量＝等於八分滿～一碗的量。

2. 二拳頭的「蔬菜」、「水果」

(1) 蔬菜：每餐兩個拳頭大

早餐通常吃到蔬菜的機率比較低，要提醒自己**午餐、晚餐吃足兩個拳頭大**，避免膳食纖維攝取不足，膳食纖維也可以促進腸道排毒、幫助排出過多含氮廢物，對腎臟有益處。

蔬菜建議吃熟食，蔬菜烹調過（不管是燙、煮、炒等）後，鉀離子部分會溶於水中（約 30 ～ 50%），也會流失一些磷離子（約 10%），但切記不要喝菜湯！

(2) 水果：每天二個拳頭大

一拳頭大小＝約一份水果量，建議水果每天二個拳頭大，尤其是腎友有合併糖尿病者，水果雖然不含蛋白質，但不建議過量食用，會讓血糖控制不穩，影響腎臟負擔。若沒有血糖問題者，可以依據國健署建議每天吃二～四份水果量。

3. 三根手指「蛋白質」、三餐都要有「好油」

(1) 蛋白質：每餐優質蛋白質至少三根手指頭（個別化）

三根手指頭＝約一份魚肉／家禽肉／家畜肉類＝一份蛋白質的量＝七公克蛋白質。

若手掌比較大者，以兩根手指頭＝約一份肉類。（詳見第一二〇頁）

每日蛋白質攝取量必須根據腎友的慢性腎臟病分期、體重去**估算自己的需求量**。（詳見第一一八頁）

(2) 好油：三餐都要有

低蛋白飲食，減少蛋白質量，相對碳水化合物、脂肪比例需要增加，所以三餐的飲食都需要搭配油脂，建議可以選擇 Omega-9 的橄欖油、芥花油、酪梨油等，以及 Omeag-3 的紫蘇油、亞麻籽油等。

每餐油脂約**二～四匙（一匙＝一份油脂）**，依每個人的熱量需求不同，**個人化調整**，並採用健康的烹調方式，如清炒、涼拌、烤、蒸、煮、燙等。

舉例來說：慢性腎臟病第三期的女性腎友，體重五十公斤，熱量需求約一千五百大卡（每公斤三十大卡），蛋白質需求為每公斤〇．八公克，對照第一一七頁表，每日需要**四份豆魚蛋肉類**、**兩碗白飯**（一碗＝四份澱粉量，共八份／天）、**低氮澱粉二～四份**，搭配運用 **123 低蛋白飲食原則**，分配於三正餐及三點心如下：

早餐：豆魚蛋肉類一份（一份＝三根手指頭）＋白飯一拳頭（約二～三份澱粉量）＋適量油脂。

午餐：豆魚蛋肉類一・五份＋白飯一拳頭＋二拳頭蔬菜＋一拳頭水果＋適量油脂。

晚餐：豆魚蛋肉類一・五份＋白飯一拳頭＋二拳頭蔬菜＋一拳頭水果＋適量油脂。

早點、午點、晚點：三餐點心各補充低氮澱粉點心一拳頭（約一份）＋適量油脂。

提醒若同時有合併其他慢性疾病，請依個人化需求微調分量。希望每位腎友都可以把吃飯變成一件簡單的日常享受，而不是讓吃飯變成充滿壓力的例行公事。

低蛋白營養補充品別挑錯

當熱量攝取不足時，不僅容易導致營養不良與肌肉流失，也會進一步加重腎臟的負擔。除了從日常飲食中調整外，也可以適量補充市售的「低蛋白營養品」，幫助補充熱量，同時避免過多蛋白質對腎臟造成負擔。

市售常見的低蛋白營養補充品類型如下，提供腎友參考：

名稱	營養	舉例	食用方式
葡萄糖聚合物（單素配方）	為單一營養素的配方，主要是提供熱量與碳水化合物。	麥芽糊精、水解玉米澱粉。例如多卡、糖飴、粉飴等。	可直接添加於白開水、飲品或菜餚中。
油粉（單素配方）	為單一營養素的配方，提供熱量以及脂肪。	芥花油、中鏈三酸甘油酯。例如益補、麥格拉、高熱能 MCT	可直接添加於白開水、飲品或菜餚中。
低蛋白／未洗腎配方（特殊商業配方）	為聚合多種營養素的配方，提供熱量、碳水化合物、蛋白質、脂肪、膳食纖維、維生素、礦物質等營養素。	針對慢性腎臟病（未洗腎）所設計的商業配方，蛋白質含量低，屬於低鈉、磷、鉀的營養補充品。例如易能充、勝補納、未洗腎、低蛋白配方、慎選等。	熱量介於 100 ～ 480 大卡。可以當作點心或搭配正餐食用。

腎友可以選擇對健康有益處的植物油，運用在烹調料理中，做為市售油粉的替代選擇也非常合適，像是 Omega-9 的橄欖油、芥花油、酪梨油，以及 Omega-3 的紫蘇油、亞麻仁油等。

此外，市面上另一款是高蛋白腎臟的營養補充品，主要是針對洗腎腎友設計，雖然也是低鈉、磷、鉀，但因有調高蛋白質的比例。因此，在執行低蛋白質飲食的慢性腎臟病腎友是不適合的，若選錯營養品，反而會造成腎臟負擔。（洗腎飲食怎麼吃請往下看）。

洗腎「高蛋白」飲食，提升生活品質

為什麼需要洗腎？

當腎臟功能退化至末期時，已無法自行排出代謝廢物，必須依賴洗腎來維持生命。對許多腎友而言，剛面臨洗腎的那一刻，往往會有恐懼、低落、哀傷等不安情緒。我身為腎友的家屬，仍清楚記得父親當初面臨洗腎抉擇時的焦慮、無助感，還有家人們的失落感，至今仍深植心中。因此，我非常能感同深受，體會腎友與家屬所經歷的心理壓力，在這段過程中，親友們的陪伴與支持真的非常重要。

腎臟在初期受損時常無明顯症狀，大部分直到腎臟損傷70%以上，才會出現比較明顯的臨床表現，甚至有些進展至末期時才發現，此時體內無法有效排出代謝廢物，會引發多項併發症：

1. 尿毒症：無法清除含氮廢物（如尿素、尿酸等），導致毒素累積，造成尿毒症，嚴重會危及生命。

2. 高血壓：無法排出多餘的水分及鈉離子，累積在體內，導致水腫及高血壓。

3. 心血管疾病：高血壓、鉀離子過高會增加心律不整、心臟衰竭的風險，鈣、磷代謝異常可能造成血管鈣化。

4. 骨骼問題：影響維生素 D 活化，鈣、磷不平衡，進而導致骨質疏鬆、骨軟化症的風險。

5. 貧血：分泌紅血球生成素能力下降，影響造血功能，導致貧血，也會出現疲倦、虛弱等症狀。

6. 神經系統：可能出現四肢麻木、抽筋、注意力不集中、失眠、肌肉痙攣等情形。

7. 消化系統：食欲不振、噁心、嘔吐、腸胃不適等情形。

8. 皮膚問題：尿毒素沉積引起皮膚搔癢、乾燥、色素沉著。

9. 免疫功能：降低免疫系統運作，容易受到感染。

腎臟功能退化至末期腎病變時，已無法將體內代謝產生的廢物排出，此時就需要依賴**洗腎**來代替腎臟的功能。

藉由**人工腎臟**的幫助，將體內的代謝廢物移除，免受尿毒素的侵害，洗腎治療主要分為兩種方式：**「血液透析」**（Hemodialysis，俗稱**洗血**）和**「腹膜透析」**（Peritoneal Dialysis，俗稱**洗肚子**），治療方式、頻率不同，腎友需與醫療團隊討論後，選擇適合自身狀況的治療方式。

血液透析、腹膜透析差異？

剛面臨洗腎時，不少腎友會困惑到底要選擇哪一種？目前臺灣健保制度兩種透析方式都有補助，但根據衛福部資料，有90%的人選擇血液透析，只有10%的人選擇腹膜透析。

前者需要每週至醫療院所二～三次，雖然時間限制多，但由專業醫護人員執行，讓不少腎友感到更安心；後者可以安排時間在家自行操作，治療不受時間與空間的限制，較能維持日常生活的步調。

	血液透析	腹膜透析
洗腎方式	利用血液透析機將血液輸出體外，過濾血液、移除毒素，再將淨化的血液注入。	腹膜當作半透膜，將透析液注入腹腔，藉由腹膜過濾血液、排除毒素。
頻率	每週約二～三次，每次約四～六小時。	每天約三～五次，每次約三十分鐘，或是夜間自動循環。
地點及時間	醫療院所，時間遵循醫療院所安排。	任何適合換液的地方，時間彈性調整。
執行者	專業醫療人員	自己、照顧者
優點	專業監控	空間、時間彈性
缺點	時間固定、頻繁往返醫療院所。	感染風險機率高、自己必須嚴格控管。
感染風險	血液感染、瘻管阻塞	腹膜炎

	血液透析	腹膜透析
飲食建議	1. 熱量：每公斤體重二十五～三十五大卡。 2. 蛋白質：每公斤體重一～一・二公克。 3. 水分建議量為前一天尿量＋五百～八百毫升。 4. 留意鈉、磷、鉀，仍須依個別化調整。	1. 熱量：每公斤體重二十五～三十五大卡。 2. 蛋白質：每公斤體重一・二～一・五公克，蛋白質量流失較血液透析多。 3. 水分限制較不嚴格。 4. 適度限制糖分攝取，留意鈉、磷、鉀，仍須依個別化調整。

無論選擇哪種方式，最重要的是能夠穩定排除體內毒素，維持營養狀態和良好的生活品質！

洗腎為什麼要高蛋白飲食？

每次洗腎時都會流失蛋白質，若不即時補足，容易導致肌肉流失、營養狀態不佳，提高感染風險及死亡率。

血液透析：每週二～三次，**每次**流失約六～八公克（約一份蛋白質）。

腹膜透析：每天換液，蛋白質相對流失多。**每天**流失約五～十五公克（約一～二份蛋白質）。

蛋白質建議增加至**每公斤體重一・二～一・五公克**，再根據腎友個人化評估調整，與未洗腎相比每公斤〇・六～〇・八公克的蛋白質，**增加至二倍**。

正確來說，「高蛋白飲食」是每公斤體重一・五公克以上，不過以腎友來說，相比低蛋白飲食者大幅度增加，實務上，我們稱**洗腎後高蛋白飲食**來區別，以利腎友理解。

腹膜透析腎友特別考量

腹膜透析每天增加四百～八百大卡的熱量是來自於透析液中所吸收的**葡萄糖**，建議減少精製糖的攝取，像是含糖飲料、甜食等，避免血糖控制不佳和體重增加造成肥胖。

洗腎腎友營養不良的原因

研究顯示，血液透析腎友發生營養不良的比例高達40～50%，營養不良會增加腎友住院率及死亡率。尤其是高齡者或合併其他慢性病者（如糖尿病），營養不良風險更高。保持良好的營養狀態是洗腎腎友維持良好生活品質的重要因素。容易造成洗腎腎友營養不良的可能原因：

1. 熱量與蛋白質攝取不足

(1) 食欲不佳：尿毒素累積在體內，尿毒症會導致食欲不振、噁心、嘔吐等現象，減少進食量。

(2) 錯誤的飲食知識：飲食教育不足，腎友可能缺乏正確的飲食知識，例如慢性腎臟病腎友轉為洗腎後，沒有轉為高蛋白飲食，仍採低蛋白飲食。另外，也有可能因飲食限制較多，導致腎友攝取量減少，無法達到所需的營養素。

(3) 透析治療：透析會流失一些蛋白質還有水溶性維生素，如維生素B群（B_1、B_2、菸鹼酸、B_6、葉酸、B_{12}等）和維生素C，飲食上要特別留意或補充營養補充劑，避免缺乏。

(4) 藥物影響：某些藥物（如磷結合劑）可能會影響食欲或消化吸收。

2. 發炎反應及代謝異常：腎友處於慢性發炎狀態，導致肌肉蛋白分解；尿毒症也會影響身體的正常代謝，導致肌肉、脂肪組織消耗。

3. 合併其他疾病因素

(1) 貧血：腎性貧血可能導致疲勞、食欲降低等。

(2) 腸胃疾病：腸胃蠕動減慢、胃酸分泌減少，導致消化吸收不良。

(3) 感染：慢性發炎或感染會增加蛋白質分解及能量的消耗。

4. 心理因素：部分腎友因壓力、焦慮、情緒的問題，影響食欲。

各類食物這樣配

同低蛋白飲食原則，**優質蛋白質**以「豆、魚、蛋、肉」類去估算每日攝取的份數。乳品類含磷量偏高，因此不將乳品類納入。

高蛋白飲食分配如以下表格，每日總熱量以**每公斤體重三十大卡**估算，蛋白質以每公斤體重**一・二～一・三公克估算**，可依照個別化調整（建議一・二～一・五公克／公斤）。

腎友也可以參考上面的**低蛋白飲食一二三原則**，把蛋白質量直接增加至二倍。

體重（公斤）	40	50	60	70	80
熱量（大卡）	1200	1500	1800	2100	2400
豆魚蛋肉（份／天）	5	6	7	8	9
飯類（碗／天）	1.5	2.5	3	4	4.5
蔬菜類（份／天）	3	3	3	4	4
水果類（份／天）	2	2	2	2	2
油脂類（份／天）	4	4	6	6	7

＊飯一碗為四份主食的分量。
＊可以參考此表，再依照個人飲食習慣，分配於一整天的攝取量。
＊每位腎友都是獨一無二的個體，都有個體差異，如需更精細的個人化調整，請務必諮詢專業營養師。

剪刀石頭布飲食原則

想要更輕鬆知道洗腎高蛋白飲食怎麼吃，可以採用《選食：營養師的一日三餐減醣餐盤》裡的**「剪刀石頭布簡易手掌法則」**，微調一下就可以運用在洗腎腎友的飲食上，讓腎友吃飯更簡單。

■ 腎友專屬的高蛋白飲食

如圖 2-10 所示，可以將自己的手舉起，跟著比剪刀、石頭、布的手勢，就能輕鬆掌握這套飲食原則，透過圖像化的方式，更直觀、好記，也更容易應用在日常生活中。

1. 剪刀＝數字「2」

每天**「水果二拳頭」**、每餐**「蔬菜二拳頭」**。

2. 石頭＝拳頭

每餐**「蔬菜二拳頭」**、每餐**「主食一拳頭」**、**每次「水果」一個拳頭**（每天兩次水果）。

3. 布＝掌心

每餐**「豆魚蛋肉一手掌」**，高蛋白飲食需要每餐**一手掌大**的優質蛋白質。

*除了水果類是每天二拳頭以外，其他都是每餐的量。

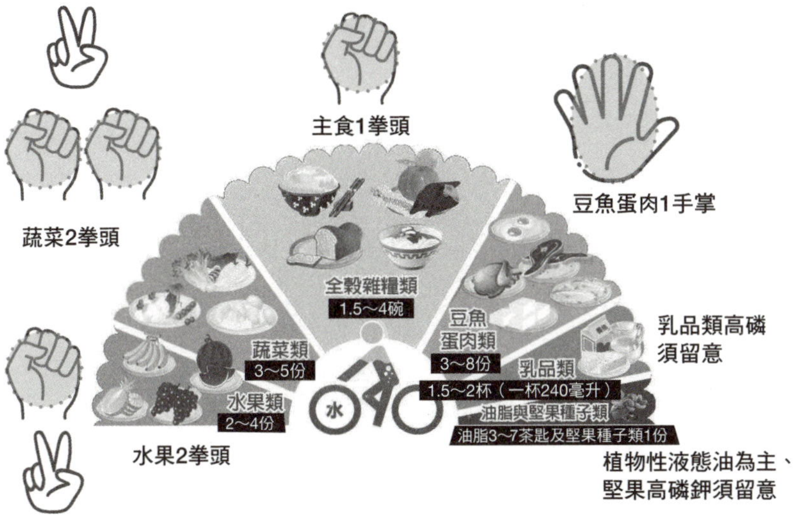

圖 2-10　洗腎腎友的「剪刀石頭布飲食原則」

透過剪刀石頭布飲食原則，排除了乳品類和堅果種子類，因乳製品含磷較高，若要補充乳品類，建議選購腎友專用的營養品，不建議市售一般鮮乳、優酪乳、優格、乳酪、起司片等；堅果種子類含有較多磷、鉀等，油脂請以液態的植物油為主。

剪刀、石頭、布各自代表的意義

1. 水果二拳頭：每天水果二拳頭量

(1) 建議水果類每天二個拳頭，一個拳頭大小＝約一份水果量。

(2) 約 40％洗腎腎友有糖尿病，所以糖分的控制對腎友也很重要。

(3) 沒有血糖問題者，可以依據國健署建議每天吃二～四份的水果量。

2. 蔬菜二拳頭：每餐蔬菜二拳頭量

蔬菜類若無法每餐吃到二個拳頭，建議至少要一個拳頭。不過早餐通常較少吃到蔬菜，建議午餐、晚餐盡量吃到二個拳頭的蔬菜量。

3. 主食一拳頭：每餐主食一個拳頭量，以「白飯」為評估量

(1) 女生一拳頭＝約二～三份澱粉量＝等於半碗～八分滿碗的白米飯。

(2) 男生一拳頭＝約三～四份澱粉量＝等於八分滿～一碗的白米飯。

(3) 以精製澱粉為主食，未精製的全穀雜糧類相較白米飯含較多礦物質，洗腎腎友仍要留意其中所含的磷、鉀。

4. 豆魚蛋肉一手掌：每餐豆魚蛋肉類一個手掌大

優質蛋白質的食物（豆魚蛋肉）每餐一個手掌大小，厚度為自己手掌的厚度（個別化），一般來說一個手掌大小約：

(1) 女性：約三～四份豆魚蛋肉類（二十一～二十八公克蛋白質）。

(2) 男性：約四～五份豆魚蛋肉類（二十八～三十五公克蛋白質）。

(3) 吃足夠優質蛋白質，才能避免熱量和蛋白質不足，預防營養不良、維持肌肉量、提升免疫力、降低感染風險。

手掌大小決定蛋白質量

挑選蛋白質原則一樣優先選擇「豆製品、魚、海鮮、蛋類、肉類」高生物價蛋白質。蛋白質的攝取量可以運用簡單又實用的**「手掌法則」**（手掌大小詳見第一一九頁）來快速評估。

若有特殊疾病或嚴重營養不良等，可能需要個別調整飲食規劃，建議由專業營養師進一步評估，確保飲食更符合個人健康需求。

高蛋白營養品視需求補充

對洗腎腎友來說，維持良好的營養狀態，才能提升生活品質。針對食欲不佳、牙口不好、營養狀況不良的腎友，除了日常飲食，可以視需求補充高蛋白營養品，避免熱量、蛋白質攝取不足。以下舉例常見的高蛋白營養品，提供給洗腎腎友參考：

名稱	營養	舉例	食用方式
蛋白粉（單素配方）	單一營養素配方，主要是提供熱量與蛋白質。	乳清蛋白、大豆蛋白、酪蛋白、豌豆蛋白，如多乳清蛋白、益富匯、優蛋白等。	可直接添加於白開水、飲品或菜餚中。
洗腎配方（特殊商業配方）	聚合多種營養素的配方，提供熱量、碳水化合物、蛋白質、脂肪、膳食纖維、維生素、礦物質等。	蛋白質含量高，屬於低鈉磷鉀的營養補充品，如元氣強、普寧勝、透析配方、洗腎配方、勝力等。	熱量 100 ～ 480 大卡左右，可以當作點心或搭配正餐食用。

天然食材為優先考量，若日常飲食攝取不足，可以將營養品融入餐食中搭配食用，幫助增加營養素的攝取，讓腎友維持體力、改善營養狀態，也提升生活品質。

3

Chapter

掌握三低一高，腎友安心吃

低鈉這樣吃，不踩雷

許多腎友擔心吃太重口味、添加太多調味品，會讓血鈉超標，就常**吃水煮餐**或**不敢調味**。

腎友在日常飲食中，確實需要特別留意調味品的使用，腎功能異常時，排除礦物質的能力會下降，尤其是對**鈉**、**磷**、**鉀**的代謝可能異常，導致高血鈉、高血磷、高血鉀，但這些礦物質也是人體必需營養素，可以幫助維持正常的生理機能，過與不及都不好。

何況**沒有任何調味會影響腎友的食欲！**菜餚要美味好吃，調味品是靈魂，能增添香氣及風味，讓腎友吃得下、吃得開心，因此料理時**適當的調味非常重要。**

只要掌握**「低鈉、低磷、低鉀」**三大原則，就能大幅減少腎臟負擔，而不是把所有調味品戒掉。從選對食材、換對調味，到簡單的料理技巧，每一步都能為腎臟多留一分健康。

本章將用最清楚實用的方式，教大家「低鈉怎麼吃」，「低磷怎麼挑」、「低鉀怎麼煮」，讓我們吃出屬於自己的健康節奏。

高鈉飲食的危害

臨床試驗顯示，**減少鈉的攝取可以有效延緩腎功能惡化**。早期慢性腎臟病的病人採用低鈉飲食比高鈉飲食更具降低血壓的效果（收縮壓降低五～六 mmHg，舒張壓降低二～三 mmHg），以及降低蛋白尿〇．二～〇．五公克。根據國健署資料顯示，國人鈉攝取量**超標近二倍，所以腎友限鈉是必要的！**

腎臟的主要功能之一是調節體內鈉含量，鈉一旦攝取過多會加重腎臟負擔，進而引發一連串問題：過量的鈉會使血液中的水分滯留，導致**水腫**、**高血壓**等，高血壓會增加**心臟負荷**，導致心血管疾病、中風；過多的鈉也會增加胰島素阻抗，造成血糖控制不佳。

腎友腎功能不佳，排鈉功能下降，更容易使鈉離子鬱積，造成水分滯留、水腫、血壓控制不佳，也會**增加蛋白尿及加速腎功能惡化**。

鈉建議量多少？

國健署建議每日鈉攝取量為二千三百毫克以下（小於六公克的食鹽），根據 WHO 每日鈉建議量為二千毫克以下（等於五公克的食鹽）。

美國國家腎臟基金會 KDOQI 慢性腎臟照護指引，二〇二〇年建議慢性腎臟病第三～五期的成人，每日鈉攝取量**小於二千三百毫克**；KDIGO 的慢性腎臟照護指引，二〇二四年建議鈉離子建議**小於二千毫克**。

總而言之，腎友每日鈉離子要小於二千三百毫克以下，控制在二千毫克以下更佳，**就是鹽量五公克以下**。國人每日鈉的攝取量為平均八～十公克，要減少三分之一～二分之一才符合建議量。

常見高鈉食物

高鈉食物的定義依據不同國家標準有所差異，英國食品標準局的定義為一百公克食品的鈉含量大於六百毫克。民眾選購食品時，應養成查看營養標示的習慣，特別是注意「鈉」含量，選擇有標示「低鈉」、「無調味」、「原味」等產品為佳。

選擇料理時，若使用醃、燻、醬、滷、漬等烹調方式，都屬於高鈉的食品。若是在家烹調，可以多選用天然香料（如蒜頭、蔥、檸檬、香草）來提味，減少對鹽分的依賴。還要小心一些**隱藏高鈉的食物**：

1. 醬料、沾醬包：除了調味品（如醬油、番茄醬、沙茶醬等），還包含即食料理附的沾醬包，如辣椒醬、蒜蓉醬、甜辣醬、蜂蜜芥末醬等；以及小吃店的滷肉飯、肉圓、肉粽、米糕、蚵仔煎等沾醬。

2. 加工肉品：培根、香腸、火腿、熱狗、漢堡肉、鹹魚、臘肉、貢丸等。

3. 醃製品：蜜餞、酸梅、話梅、雪裡紅、蘿蔔乾、榨菜、酸菜、泡菜、豆腐乳等。

4. 零嘴：餅乾類（洋芋片、玉米脆片、蘇打餅乾、夾心餅乾、千層酥、調味米果）、調味海苔／堅果、魷魚絲、起司條、滷豆干、鐵蛋、調味或油炸的蔬果乾、調味爆米花。

5. 即食食品：泡麵、部分冷凍食品、部分調理包、部分罐頭食品（鹽漬鯖魚／牛肉／毛豆、醬瓜／榨菜等）。

6. 烘焙食品：肉鬆、香蒜、鹹奶油、起司、火腿、培根等口味的麵包、蛋糕吐司、甜甜圈。

7. 外食：滷味、鹹水雞、鹽酥雞等或**重口味料理**，像是三杯、宮保、咖哩、紅燒、黑胡椒、沙茶、醬燒、鹹蛋、椒鹽等。

8. 湯品：豚骨湯、牛肉湯、雞湯、麻辣湯、火鍋湯、燉湯等各式湯品。

9. 飲品：罐裝調味番茄汁／蔬菜汁、鹽味蘇打水、運動補給飲料等。

減鈉必學小技巧

除了選擇口味偏清爽的食物、料理，避免攝取過多湯品及調味品以外，腎友在調味品的添加也要特別注意，兩大原則就是**聰明選食**與**少添加**。

第一原則：聰明選食

1. 少喝湯、少沾醬：不少人喜歡喝湯、沾醬、淋醬，但這些都是高鈉的來源，**少喝湯、少沾醬、少吃濃厚重口味的菜餚**是減鈉的第一步。

2. 吃食物，不吃食品：「食物」是指天然、新鮮、未經高度加工的原型食材，避免過多加工、調味的「食品」，加工製品不管是主食類、蛋白質、蔬菜、水果或零嘴等，都可能加入許多調味品及添加物。

特別小心**「超加工食品」**，一碗泡麵的鈉含量通常大於一千毫克，一包即食調理包鈉含量可能高達六百毫克，一整天吃下來很容易超過每日鈉建議量。（超加工食品詳見第三四頁）

第二原則：少添加

烹調菜餚時多選用**天然新鮮食材、天然辛香料**代替人工調味品，可以增添香氣、風味，也對健康有益處，可以獲取植化素幫助抗發炎、抗氧化等，又可以減少鹽分的添加。常用於料理的辛香料及食材如下：

1. 辛辣類：辣椒、大蒜、洋蔥、薑、黑胡椒、花椒等。

2. 香料類：薑黃、孜然、茴香、肉桂、丁香、八角等。

3. 草本類：薄荷、羅勒、迷迭香、香菜、月桂葉等。

4. 其他食材類：檸檬、番茄、蔥、芹菜、柳橙、蘋果、枸杞、紅棗等。

腎友留意！低鈉鹽≠完全健康

許多民眾看到標示**低鈉、減鈉、薄鹽、少鈉、少鹽、無鹽**等相關減鹽產品，就覺得相對比較健康。

腎功能不佳者需要限制**鉀離子**攝取的腎友、高血鉀者、醫囑需要限鉀者都需要留意。有些調味品可能是屬於**高鉀調味品**，例如**低鈉鹽約有 30%～ 50%是以鉀鹽（氯化鉀，KCl）取代一般食鹽（氯化鈉，NaCl）**，攝取過量除了增加腎臟負擔以外，可能會引發心律不整、全身無力，嚴重時則有生命危險，建議看清楚成分及標示再選購（如圖 3-1）。

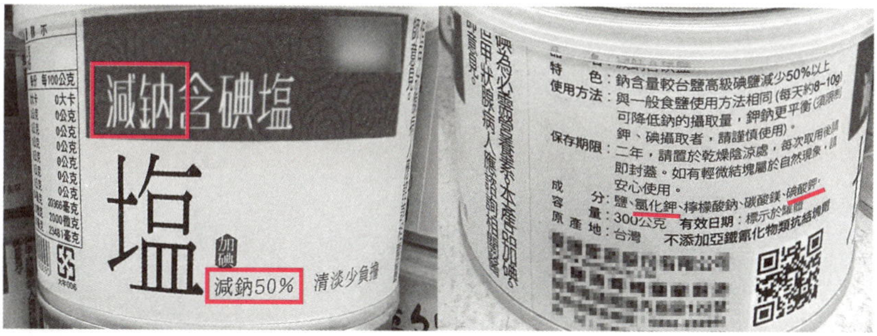

成分添加鉀

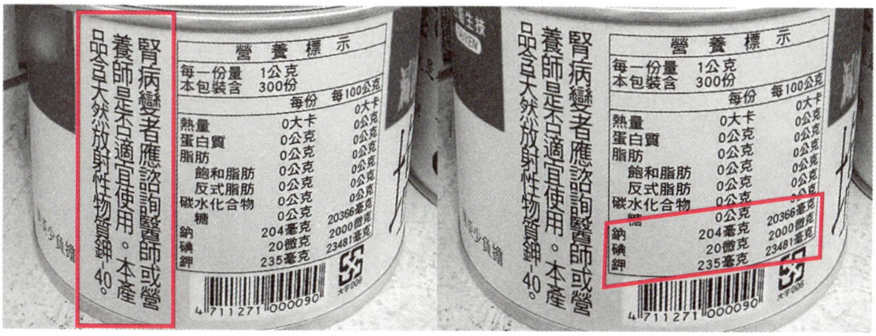

腎病變者應諮詢醫師或營養師是否適宜使用。本產品含天然放射性物質鉀-40。
營養標示
每一份量　1公克
本包裝含　300份
每份　每100公克
熱量　0大卡　0大卡
蛋白質　0公克　0公克
脂肪　0公克　0公克
飽和脂肪　0公克　0公克
反式脂肪　0公克　0公克
碳水化合物　0公克　0公克
糖　0公克　0公克
鈉　204毫克　20366毫克
碘　20微克　2000微克
鉀　235毫克　23481毫克

添加鉀的警示　　營養標示鉀含量

圖 3-1　減鈉鹽標示添加鉀

調味品怎麼選？

購買調味品時，學會閱讀食品成分及營養標示很重要。主要有兩大重點：

1. 成分盡量避開**「含有磷添加物」**的調味品。

2. 營養標示看清楚**「鈉含量」**，學會簡單換算。

常見低鈉調味品且不含磷添加物，比較推薦給腎友使用的調味品如下：白醋、水果醋、巴薩米克醋、味醂、糖（如冰糖、楓糖）、各式油品（如亞麻仁油、橄欖油、苦茶油、香油、麻油、蔥油、蒜油）、米酒、各式辛香料（黑胡椒、花椒、迷迭香、肉桂、薑黃）等。

適合腎友的低鈉調味品參考：

產品名稱	鈉含量參考
工Ｘ「白醋」	0 毫克／毫升
百Ｘ珍「蜂蜜蘋果醋」	1 毫克／毫升
萬Ｘ香「水果料理醋」	1.5 毫克／毫升
萬Ｘ香「味醂」	1.3 毫克／毫升
小Ｘ坊椰漿	0.3 毫克／毫升
各式天然香料（黑胡椒、花椒、義式香料等）	0 毫克／公克
單純油品（亞麻仁油、酪梨油、苦茶油、橄欖油等）	0 毫克／毫升
風味油品（蔥油、蒜油、香油、麻油等）	0 毫克／毫升

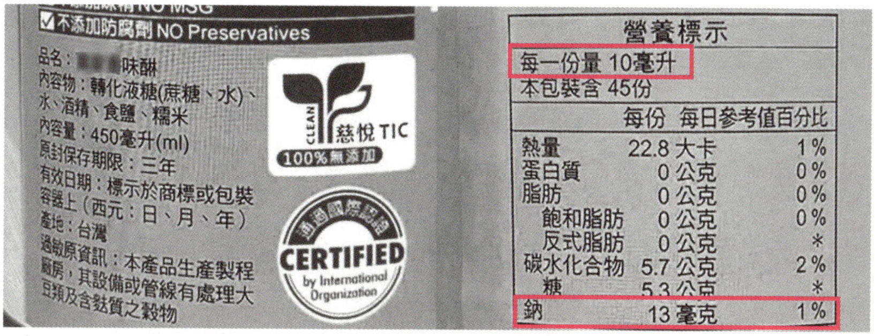

圖 3-2　低鈉調味品的營養標示範例

學會「代換」

控制鈉攝取時，很多人只注意「調味品」，卻忽略**天然食材本身也含有鈉離子**。六大類食物中，主食類（全穀雜糧類）、豆魚蛋肉類、蔬菜類、水果類、油脂與堅果種子類、乳品類也含有鈉離子，**完全不添加調味品的情況下**，以一般健康人的均衡飲食粗估，攝取到的鈉每日約二百～四百毫克不等，天然食物的鈉含量參考如下表（再次提醒，腎友不建議攝取過多堅果種子類和乳品類，因磷偏高）。

六大類食物	每日攝取量（份數）	含鈉量（毫克）
主食類	飯 1.5～4 碗	30～80
豆魚蛋肉類	3～8 份	75～200
蔬菜類	3～5 份	27～45
水果類	2～4 份	4～8
油脂與堅果種子類	3～7 份＋堅果種子 1 份	微量
乳品類	1.5～2 杯	180～240

怎麼分配調味品？

1. 扣掉天然食物含有的鈉：每天要控制在**一千六百～一千八百毫克**（每日鈉攝取量是二千毫克）。

2. 分配於三餐：將調味品分於三餐，每餐調味品約**五百～六百毫克**，一公克食鹽等於四百毫克的鈉，一公克就是臺鹽鹽罐內的小紅匙一平匙或布丁小湯匙一平匙，簡單來說每餐食鹽量約等於一～一・五小紅匙。

建議腎友家中可以準備標準量匙，添加調味品時方便控制添加量，比較常用的是茶匙，**一茶匙等於五毫升**，圖示如下：

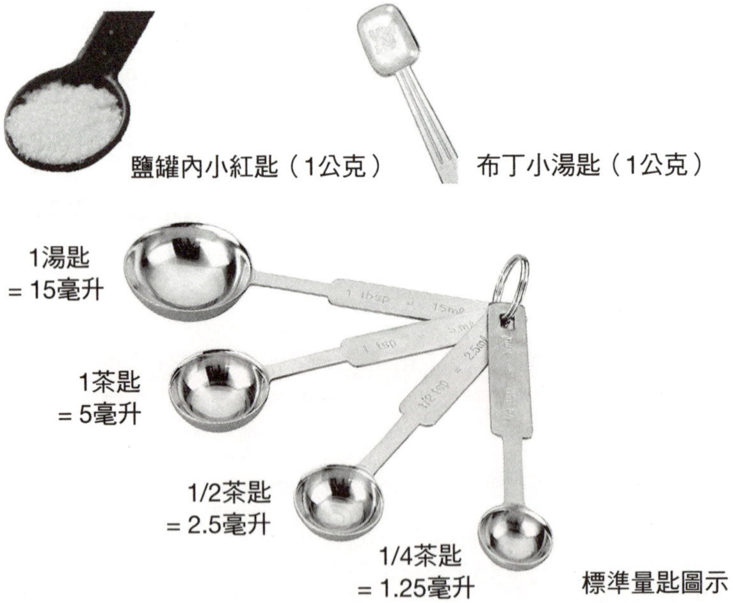

圖 3-3　定量工具

常見含鈉的調味品代換（僅供參考，每個品牌不太相同）

以**「食鹽一公克＝四百毫克的鈉」**代換成**茶匙**（一茶匙＝五公克或五毫升），三茶匙等於一湯匙（十五公克或十五毫升）。

食鹽一公克＝四百毫克鈉＝一個小紅匙

＝味精（味素、雞粉、香菇粉、鮮味炒手等）二分之一匙（二·五公克）

＝醬油、醬油膏、蠔油二茶匙＝烏醋三茶匙

＝魚露一茶匙＝鰹魚露三茶匙

＝甜麵醬、豆瓣醬二茶匙＝味噌二茶匙

＝和風醬三茶匙＝胡麻醬、凱薩沙拉醬、千島沙拉醬十一茶匙

＝甜辣醬四茶匙＝蒜蓉醬四茶匙＝海山醬、海苔醬四茶匙

＝燒肉醬四茶匙＝番茄醬六茶匙

＝泰式酸辣醬六茶匙＝泰式酸甜醬八茶匙

＝黑胡椒醬、蘑菇醬六茶匙

＝和風柚子醬、和風洋蔥醬、柚香檸檬醬四茶匙＝香蒜洋蔥醬六茶匙

＝沙茶醬十八茶匙（＝六湯匙）

常見無磷添加物調味品鈉含量代換：

常見無磷添加物的調味品，以食鹽每公克（鈉四百毫克）代換如下：

產品名稱	以食鹽每公克代換的量
金X「醬油」	醬油 7～8 毫升（1.5 茶匙）
金X「醬油膏」	醬油膏 11～13 毫升（2～2.5 茶匙）
萬X香「薄鹽醬油」（無鉀）	10 毫升（2 茶匙）
萬X香「低鹽醬油」（無鉀）	10 毫升（2 茶匙）
金X「香菇素蠔油」	12～15 公克（2.5～3 茶匙）
工X「烏醋」	15 毫升（3 茶匙）
康X「鮮味炒手（原味）」	2 公克（1/3 茶匙）
康X「鮮味炒手（全素）」	2.5 公克（1/2 茶匙）
美XX師「魚露」	5 公克（1 茶匙）
工X「味噌」	10 公克（2 茶匙）
牛X牌「沙茶醬」	90 公克（18 茶匙＝6 湯匙）
味X「蒜蓉醬」	20 公克（4 茶匙）
萬X香「和風沙拉醬」	15 公克（3 茶匙）
健XX房「千島沙拉醬」	55 毫升（11 茶匙）
萬X香「海山醬」	20 公克（4 茶匙）
橘X屋「海苔醬」	20 公克（4 茶匙）
可X美「番茄醬」	30 公克（6 茶匙）
江記「豆腐乳」	10 公克（2 茶匙）
健XX房「芝麻醬 / 胡麻醬」	30 毫升（6 茶匙）
健XX房「泰式甜辣醬」	40 毫升（8 茶匙）
健XX房「日式燒肉醬」	20 毫升（4 茶匙）

產品名稱	以食鹽每公克代換的量
健ＸＸ房「味噌燒肉醬、香蒜洋蔥醬」	30 毫升（6 茶匙）
健ＸＸ房「和風柚子醬、和風洋蔥醬、柚香檸檬醬」	20 毫升（4 茶匙）

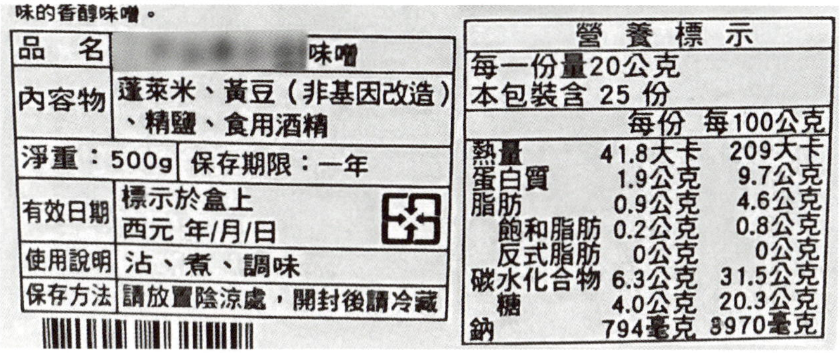

圖 3-4　無磷添加物常見調味品的營養標示範例

以上為粗估的鈉含量，每種品牌的鈉可能有些許差異，可以依照營養標示去換算更準確。除了留意鈉含量以外，也要注意食品成分，有些添加物也含有少量的鈉，像是防腐劑（苯甲酸鈉、丙酸鈉）、食品改良劑（磷酸鈉）、漂白劑（硫酸鈉）、膨脹劑（碳酸氫鈉）、黏著劑（檸檬酸鈉）等。

常見含磷的調味品必須留意

除了控制鈉的攝取，也要特別注意「隱藏性磷添加物」的攝取，購買前請詳讀「食品成分表」，若出現以下關鍵字，表示含有磷添加物，例如：磷酸鹽、磷酸鈉、磷酸鉀、焦磷酸鈉、偏磷酸鈉、多磷酸、三聚磷酸、六偏磷酸、核苷磷酸二鈉等，這些屬於加工的無機磷，磷吸收率高達 80 ～ 100%，建議腎友要留意攝取量，如部分甜辣醬、日式和風醬油、味精、雞粉、蘑菇醬、豆瓣醬、泰式酸辣醬等。

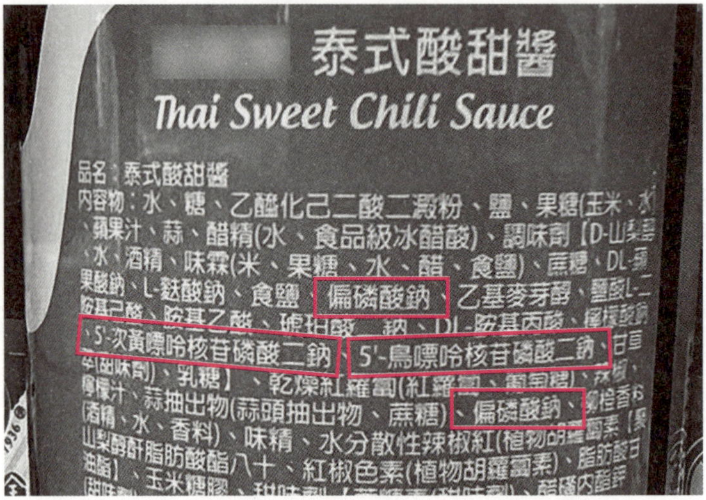

圖 3-5　含磷添加物調味品的食品成分範例

低磷這樣吃，控血磷

高磷飲食的危害

當腎功能減退，體內的磷無法順利從尿液中排出，形成高血磷（正常血磷濃度二．五～五 mg/dL），會導致血鈣濃度下降，造成磷、鈣不平衡，進而增加副甲狀腺分泌，導致骨鈣游離到血液中，長期下來可能造成腎性骨病變、血管鈣化、心血管疾病，加速腎功能惡化。對於腎功能不佳者，早期限制飲食中的磷含量，有助於延緩腎功能衰退。

磷的建議量與常見高磷食物

二〇二〇年，KDOQI 建議第三～五期慢性腎臟病每天磷攝取量應控制在**八百～一千毫克**，洗腎者建議限制高磷食物的攝取。**各類食物的高磷食物如下表，每一百公克含磷量如下：**

食物分類	高磷食物 （＞250毫克／100公克）	低磷食物 （＜100毫克／100公克）
全穀雜糧類	五穀米、糙米、胚芽米、小麥、黑米、紫米、燕麥片、蕎麥、全麥／雜糧製品的吐司／饅頭等，以及紅豆、綠豆、花豆、薏仁、皇帝豆、蠶豆等。	精製白米、白稀飯、低氮澱粉（冬粉、米粉、米苔目、河粉、粉條等）、地瓜、馬鈴薯等（低氮澱粉詳見第一三一頁）
豆魚蛋肉類	雞蛋豆腐、蛋黃、魚卵、烏魚子、內臟類（豬肝、豬腦、豬腎、豬心、肝連、雞肝、雞胗等）。	蛋類：蛋白。 海鮮類：海參、海蜇皮。 豆類：豆漿、嫩豆腐等。
蔬菜／水果類		大部分新鮮的蔬菜類、水果類。
乳品類	奶粉、鮮奶、優酪乳、乳酪、起司、冰淇淋等。	
油脂與堅果種子類	核桃、南瓜籽、葵花籽、瓜子、腰果、杏仁果、開心果、夏威夷豆、榛果、花生、芝麻等和堅果粉類、醬類。	大部分液態油
湯汁／湯品	肉燥、肉汁、雞湯、牛肉湯、排骨湯、火鍋湯等。	純蔬菜湯（通常高鉀）
飲品	乳酸飲料、養樂多、全穀／堅果等沖泡飲、碳酸飲料（汽水、可樂等）、奶精飲料、可可／巧克力等。	白開水、無糖茶、檸檬水等。

食物分類	高磷食物 （＞250毫克／100公克）	低磷食物 （＜100毫克／100公克）
其他	1. **加工品**：香腸、火腿、臘肉、熱狗、肉排、肉乾、肉鬆／酥、丸子、魷魚絲、魚乾、蝦米、柴魚片等，以及部分即食食品、調理包、泡麵、醬料（起司醬、美乃滋）等。 2. **烘培食品**：麵包、蛋糕、餅乾、點心等。 3. 部分益生菌包、酵母粉、健素糖等。	

不在以上表格內，大部分為中磷食物（每一百公克含有磷一百～二百五十毫克），可以適量攝取，**高磷食物不是絕對不能吃，要控制攝取量和頻率**，多以低磷食物取代高磷食物，也要多善用降磷小技巧來減少磷的攝取量。

磷／蛋白質比值，降磷也要顧品質

含有蛋白質的食物都含有磷，怎麼選擇**等量的蛋白質，又不攝取過多磷**的食物呢？可以參考食物的**「磷／蛋白質比值」**（Phosphorus-to-protein ratio）即為「食物中每一公克蛋白質的磷含量（毫克）」，它是除了食物中磷含量之外，同時也兼顧了蛋白質品質的評估方式。

比值愈低，表示此食物每公克蛋白質的磷含量愈低，就是較適合腎友的蛋白質食物選擇，KDOQI 建議磷／蛋白質比值**小於十二毫克／公克**。

不過還是要考慮**磷吸收率**的問題，舉例：黃豆製品的豆腐、豆漿等，磷／蛋白質比值十三～十九毫克／克（大於十二毫克／克），但因植物性的黃豆磷吸收率只有 10 ～ 30%，是腎友補充蛋白質的好選擇。乳製品磷／蛋白質比值二十五～二十九，但乳製品的磷吸收率相較高，還很難被磷結合劑結合，應限制乳品類的攝取。另外，加工食品（火腿、花枝丸、蟹肉棒等）的磷／蛋白質比值二十～三十，且吸收率非常高，也會攝取過多磷含量，應盡量避免攝取。

■ 磷 / 蛋白質比值如下：

項目（每份）	食材舉例	磷／蛋白質比值
乳品類	全脂奶、低脂奶、全脂奶粉、脫脂奶粉、無糖優酪乳。	25 ～ 29
大豆類	傳統豆腐、小方豆干、嫩豆腐、五香豆干、無糖豆漿。	13 ～ 19
海鮮類	虱目魚、鱈魚、鯖魚、秋刀魚、鮭魚。	9 ～ 11
肉類	山羊前腿肉片、豬大里肌、豬後腿肉、豬小排、雞腿、雞里肌肉、雞胸肉、雞排。	7 ～ 19

項目（每份）	食材舉例	磷／蛋白質比值
蛋類	雞蛋白（1）、雞蛋（30）、雞蛋黃（31.9），蛋類去除蛋黃磷會降低很多。	
加工食品類（每 100 公克）	魚餃（8.7）、旗魚丸（9.9）、燕餃（11.1）、貢丸（11.2）、花枝丸（13.9）、蛋餃（14.4）、培根（15.2）、茄汁鯖魚罐頭（17.9）、雞蛋豆腐（150.7）。	

（參考資料來源：衛福利部食品營養成分資料庫）

＊加工食品的磷吸收率高達 80 ～ 100%。

＊**雞蛋豆腐**：原料除了黃豆及雞蛋以外，為了增添風味，會添加味醂、醬油、昆布高湯或味精等調味品，導致雞蛋豆腐的含鈉量及含磷量較高，磷／蛋白質比值高達一百五十，遠高於許多加工食品，建議避免食用。

＊**大部分人工醬料類**，還有巧克力／可可、堅果種子類相關的糕餅點心類，磷蛋白比都偏高，應避免食用過量。

■ 磷／蛋白質比值相對較低的食物

腎友可以選擇磷／蛋白質比值**小於十二毫克／公克**的食物，表示此食物每公克蛋白質的磷含量較低，就是比較適合腎友的蛋白質食物選擇，如下：

1. 海鮮類：花枝（7.3）、吳郭魚（9.2）、鱈魚（9.4）、鮭魚（10.2）、草蝦（11.1）、虱目魚（11.2）。

2. 蛋類：雞蛋白（1）。

3. 肉類：雞肉（8）、雞腿（9.6）、雞胸肉（10）、豬里肌（10.7）、牛肉（10.5）、鴨肉（11.6）、牛小排（9.4）、牛腩（12）。

降磷必學小技巧

1. 多選植物性食物：不管是植物性還是動物性蛋白質的食物都含有磷離子，不過吸收率差異很大。植物性食物的磷吸收率較低約 10 ～ 30%，像是大豆類製品（黃豆、毛豆、黑豆和其製品）；動物性食物的磷吸收率為 40 ～ 60%，像是豬、牛、羊等。建議可以多選用植物性食物取代部分的動物性食物，減少磷的吸收率。

2. 減少加工製品：磷吸收率最高是加工食品，吸收率高達 80 ～ 100%，加工食品常會添加許多添加物，例如磷酸鈉、磷酸鹽等，建議以**原型、天然食物取代加工食品**。

3. 料理小技巧：將食材加熱水煮、燉煮後可以減少食物中的磷，烹煮前先浸泡一小時以上也有降低磷的效果。有研究顯示，不同食材水煮後磷下降的比例不同，新鮮及冷凍的蔬菜下降 27%～ 43%，肉類下降 10 ～ 49%，義大利麵下降 7%、米類下降 22.8%。**食材切愈小，磷的流失率愈多，要注意的是不要把肉汁、菜汁、湯汁喝下肚**。

4. 餐中搭配磷結合劑：用餐時可以搭配醫師開立的**磷結合劑**，能與食物中的磷結合，減少磷的吸收率。磷結合劑正確使用方式：大部分需先切塊、切碎、咬碎、磨碎，再與食物一起食用，也可以撒在飯菜上服用，增加與食物中磷結合的效果，減少腸胃道對磷的吸收率。目前常使用的磷結合劑為：碳酸鈣、醋酸鈣、磷減樂（Renvela）、碳酸鑭等，請遵從醫囑搭配服用。

低鉀這樣吃，才安心

高鉀飲食的危害

養生風潮興起，有些腎友會喝精力湯、蔬果汁、綠拿鐵、紅拿鐵、紫拿鐵等來調養身體，然而，常選用含鉀較高的蔬菜類（菠菜、地瓜葉等）、水果類（奇異果、小番茄等）去製作，有些還會加入高磷的堅果類，可能因攝取過多礦物質食物，增加腎臟的負擔。

鉀離子排泄的主要途徑是腎臟，當腎臟功能衰竭、尿量減少時，鉀離子排泄受阻會提高血中的鉀濃度（血鉀正常值三．五～五 mEq/L），高血鉀容易導致肌肉無力、心律不整、心悸、心臟衰竭、呼吸衰竭，嚴重可能引發心跳停止的生命危險。

個別化限鉀原則

腎友是否需要限制鉀的攝取量**因人而異**，並非所有腎友都需要嚴格限制高鉀食物，醫師通常會依據腎友的**血鉀數值**、**尿**

量多寡來決定。一般來說，如果腎友尿量每日維持在一千毫升以上，體內鉀離子仍可以正常排泄；但若尿量小於一千毫升時，須注意血鉀的濃度及高鉀食物的攝取量。

此外，末期慢性腎臟病和進入洗腎的腎友必須留意高鉀食物的攝取，因為此時腎臟排鉀的能力已經下降，也要避免洗腎期間血鉀過高，導致心律不整等風險。

高鉀食物有哪些？

「低鉀」為每一百公克小於一百毫克的鉀，**「高鉀」**為每一百公克鉀大於二百毫克。

高鉀食物存在於許多水果類及蔬菜類中，若攝取過量，容易導致鉀離子在體內堆積，對腎友而言是一大負擔。像是以生鮮蔬菜、水果、小麥草等為主原料製作而成的精力湯、蔬果汁等，還有生菜沙拉等也屬於高鉀食物來源，不建議腎功能不佳者經常食用。另外，市售的低鈉鹽、減鈉鹽、薄鹽醬油等產品，常以鉀來取代部分鈉，若使用不當，也會導致高血鉀，腎友不宜食用過量。

食物分類	高鉀食物 （＞200毫克／100公克）	低鉀食物 （＜100毫克／100公克）
全穀雜糧類	糙米、胚芽米、五穀米、燕麥、蕎麥、馬鈴薯、地瓜、南瓜、山藥、栗子等。	精製白米、白稀飯、低氮澱粉（冬粉、米粉、米苔目、河粉、粉條等）。（低氮澱粉見第一三一頁）
水果類	楊桃、榴蓮、釋迦、芭樂、桃子、柚子／文旦、葡萄柚、龍眼、香蕉、奇異果、火龍果、百香果、哈密瓜、美濃瓜、木瓜、小番茄、草莓等和各式果乾類、果汁類。	蘋果、藍莓、葡萄、梨子、鳳梨、覆盆子、山竹等。
蔬菜類	部分深綠色蔬菜（莧菜、菠菜、空心菜、韭菜、茼蒿、川七、秋葵、花椰菜）、牛蒡、玉米筍，蕈菇類（洋菇、草菇等）和蔬菜乾等。	高麗菜、紅／白蘿蔔、茄子、洋蔥等
油脂與堅果種子類	酪梨，堅果類（核桃、腰果、杏仁果、開心果、花生、芝麻等）和其製品的粉類、醬類。	大部分液態油。
湯汁／湯品	湯品（濃縮湯汁、肉汁）、雞精、人參精、中藥湯。	
飲品	運動飲料、蔬果汁（綠／紅／紫拿鐵）、精力湯、可可／巧克力、濃茶、咖啡等。	白開水、淡茶（如冷泡茶、青茶等）。

食物分類	高鉀食物 （＞200毫克／100公克）	低鉀食物 （＜100毫克／100公克）
其他	1. **加工品**：罐頭食品（泡菜、醬瓜等）、加工的肉鬆、肉乾、小魚乾、蝦米、蝦皮、臘肉等。 2. **部分調味品**：番茄醬、低鈉／減鈉鹽、薄鹽醬油等產品，以及中草藥補品、部分糕餅類（月餅、堅果、可可／巧克力等口味）等。	

不在以上表格內，大部分為中鉀食物（每一百公克含有鉀一百～二百毫克），可以適量攝取，除了楊桃禁食以外，**高鉀食物不是絕對不能吃，要控制攝取量和頻率**，也要多善用降鉀小技巧來減少鉀的攝取量。

降鉀必學小技巧

高鉀的食物主要在水果類和蔬菜類中，而全穀雜糧類及堅果種子類屬於高磷、高鉀食物，對腎友來說本該建議減少。為了減少高鉀食物對身體的負擔，可以善用烹調的技巧有效降低食物中的鉀離子：

1. 水煮／氽燙

建議腎友可以將食物烹調過後再吃，減少生食比例，可以有效降低鉀的攝取量。例如少吃生鮮的蔬菜類，將蔬菜利用煮、燙、炒等方式，料理後再食用。**目前研究指出水煮的方法更佳**，例如蔬菜烹調過後，鉀離子約 30 ～ 50% 會溶於水中，同時也會流失一些磷離子（約 10%）。

不過千萬切記，不要食用湯汁或湯汁拌飯，有些腎友的飲食習慣會再拌入醬汁、肉燥、油蔥酥、芝麻醬、炸醬等，反而增加鉀、鈉、磷的含量。

一項刊登在臺灣膳食營養學雜誌中的國內研究，分析了四大類的蔬菜，包含葉菜類、瓜果類、根莖類、蕈菇類共六十種蔬菜，分別以**冷水煮沸**及**沸水殺菁**烹調後檢測鉀離子流失的比例。結果顯示：

(1) 冷水煮沸三分鐘：鉀離子流失比例分別為葉菜類 30 ～ 40%、瓜果類 10 ～ 20%、根莖類 10 ～ 20%、蕈菇類 30 ～ 40%。

(2) 沸水殺菁三分鐘：鉀離子流失的比例分別為葉菜類流失 30 ～ 50%、瓜果類 10 ～ 20%、根莖類 10 ～ 20%、蕈菇類 30 ～ 40%，**以葉菜類及蕈菇類烹調後的鉀流失率較高！**

2. 浸泡

研究顯示，浸泡降低鉀離子也有效果，不過還是烹煮後的效果比較好。

3. 截切小塊

烹煮前將食物切小塊、剪碎、磨碎等，再去烹調，**增加表面積的加熱方式可以有效降低鉀離子！**有些腎友會詢問二度烹調，過度加熱烹調雖然降低鉀效果更好，但可能造成菜餚不美味，以及流失更多其他營養素，也會增加料理的時間。

同一類食物中鉀的含量不太相同，若腎友不清楚如何評估鉀含量的高低，建議將食材烹調前**截切**、**浸泡**、**再烹煮**，可以有效降低食物中的鉀離子，調味要**留意是否為高鉀調味品**，像是有低鈉、低鹽、薄鹽等標示的產品。

高纖這樣吃，助排毒

纖維對腎友的重要性

現代人飲食精緻化，外食比率高，蔬果相對攝取不足，導致膳食纖維攝取偏低！膳食纖維可以增加腸道蠕動、維持腸道菌叢的健康、預防便祕，也對血糖、血脂有幫助，甚至有助於減少毒素的累積。臨床上鼓勵腎友多選擇富含膳食纖維的食物，多以植物性食物為基礎的飲食模式，例如以豆腐、豆干取代動物性的肉類，也要記得攝取足夠的蔬果，預防膳食纖維不足。

腎友膳食纖維缺乏率高

根據國人膳食營養素參考攝取量，一般成年人每日膳食纖維建議為二十～三十八公克，不管是否為腎友，缺乏率都高達九成攝取不足。男性平均每日膳食纖維攝取量只有十三．七公克，女性只有十四公克，遠低於建議量。

腎友膳食纖維攝取量缺乏率可能更高！根據美國二〇一五年～二〇二〇年飲食指引，建議成年人每日膳食纖維量為每一千大卡至少十四公克；美國國民營養調查（NHANES）發現，腎友膳食纖維的每日攝取量，慢性腎臟病腎友約十五公克，腹膜透析腎友約八公克，血液透析腎友約十二公克。

另外，根據臺北榮民總醫院的報告顯示，腎友膳食纖維攝取量遠低於建議量。有一項韓國的世代研究（追蹤三千八百九十二名腎病患者），結果顯示每天增加十公克的膳食纖維，可以降低 17%的死亡風險！請記住，不管是哪一種型態的膳食纖維（水溶性、非水溶性）都對腎友有益處。

腎友為什麼更容易缺乏膳食纖維呢？因為飲食上腎友需要有一些限制，導致膳食纖維攝取不足的機率更高，有幾個原因如下：

1. 限磷：腎友主食多以精製澱粉為主（如白飯、蘿蔔糕、米粉、粄條、冬粉等），因為未精製全穀雜糧類（如燕麥、糙米、五穀米、全麥麵等）的磷離子、蛋白質高於精製澱粉；未精製澱粉的膳食纖維較豐富，導致腎友的纖維量攝取量下降。

2. 限鉀：許多高纖食物，像是蔬菜類和水果類，屬於鉀離子豐富的食物，需要限鉀的腎友擔心鉀離子過高，便自動減少蔬果的攝取量。

3. 限蛋白質：植物性蛋白質的大豆類食物，毛豆、黃豆、黑豆和其製品含有膳食纖維，因為腎友需要限制蛋白質攝取量，便會減少這類食物的食用。

補纖維小妙招

許多腎友知道要限制高磷、高鉀的食物，下意識減少蔬果攝取量，甚至誤以為膳食纖維不重要，而忽略高纖食物的選擇。其實，只要選對食物和善用烹調小技巧，可以有效增加食物選擇性。以下分享補充膳食纖維小妙招：

1. 蔬菜燙過再吃：建議蔬菜類不要生吃，烹調前先汆燙後，減少鉀離子，再做成涼拌或炒等其他料理，增加膳食纖維的攝取量，也不用擔心鉀離子過量。另外，可以多選擇低鉀的蔬菜（如高麗菜、冬瓜、茄子、豆芽）。

2. 水果適量食用：選擇低鉀水果，如蘋果、葡萄、鳳梨，建議每餐攝取約一個拳頭大小（或是切塊約八分滿的飯碗），避免一次吃過量，也有助於穩定血糖。高鉀水果（如哈密瓜、木瓜、奇異果、香蕉等）不是絕對禁止食用，只要控制分量就能安心享用。

腎友只要根據個人化調整飲食，選擇合適的食物，補充適當的營養，也能吃得安心，減少腎臟負擔。（高低磷、鉀食物詳見第一七〇和一七八頁）

腎友還要注意的關鍵

腎友嚴禁的食物

腎友飲食上有一些限制，要控制蛋白質的攝取量，以及選擇礦物質鈉、磷、鉀含量低的食物，其中有一種食物是腎友的大禁忌——**楊桃**。

楊桃含有**楊桃毒素（Caramboxin）**，屬於鉀豐富的水果。楊桃毒素是神經毒素，腎臟功能正常的人可以經由尿液排出，但腎友因腎臟功能受損，導致排出此毒素的功能下降，毒素會累積在體內，刺激神經系統，可能引起一些神經毒性反應，像是持續打嗝、噁心、嘔吐、頭暈、意識混亂、抽搐、癲癇、昏迷等，嚴重會有生命危險。

根據國內一項醫學院的研究，楊桃毒素會影響中樞神經系統，導致神經過度興奮，可能引發癲癇和急性腎衰竭；此外，研究顯示，腎友食用楊桃後，最快三十分鐘內就可能出現症狀，約有 30% 的腎友食用楊桃後會出現癲癇，嚴重者可能在十二小時內惡化，甚至死亡。

腎功能正常的民眾可以安心食用楊桃，不會直接導致腎臟病，但若已是腎功能異常者則要小心，**建議完全避開楊桃及其製品（如楊桃汁、楊桃乾等）**，以免引發中毒反應。若腎友誤食楊桃並出現症狀，應立即就醫。

水分能喝多少？

不少腎友疑惑：「聽說腎臟不好，水不能喝太多？需不需要限制水分？」其實腎友是否要限制水分的攝取，因人而異。並非每位腎友都需要嚴格限制水分攝取量，如果腎友有洗腎、低血鈉、水腫、心臟衰竭或少尿等情形，醫師通常會依據個案的狀況，建議適度限制每日的水分攝取量。

洗腎腎友為何要限水？

洗腎腎友因腎臟功能受損，排泄水分的能力差、尿量少（通常小於一千毫升），導致體內水分滯留，容易有水腫、高血壓、呼吸困難、呼吸急促、肺水腫、心臟衰竭的情形；洗腎前後體重若差異太大也容易影響血壓、增加心臟負荷，通常醫師會建議大多數洗腎腎友限制水分的攝取量。

兩次洗腎的體重建議不要超過 5%，例如這次洗腎時體重是六十公斤（乾體重），下次洗腎時體重不要超過六十三公斤。

計算公式：60 公斤＋（60 公斤 ×5%）＝ 63 公斤。

補水原則：如何計算飲水量？

腎友每天的水分攝取量仍須個別化，必須考量尿量、出汗狀況、運動量等。可以使用有刻度的杯子，每日分次少量飲用，避免過量。

每日水分計算：

血液透析：前一天排尿量＋五百～八百毫升水分。

腹膜透析：前一天脫水量、尿量＋五百毫升水分。

另外，總量不只有平常飲用水的水分，還包含飲品（咖啡、果汁、豆漿、牛奶、飲料）等，以及各式湯品。建議腎友還要留意含水量高的食物，像是冰品（冰淇淋、冰棒、冰塊）、點心（果凍、布丁）等，也不可忽略每日服用藥物時的飲水量。

解渴小妙招

1. 少量多次飲用：避免一次大量飲水，建議分次補充，例如每一～二小時補充一百～二百毫升的水（依個別化調整）。

2. 降低喝水欲望：不要攝取**重口味食物和加工製品**，避免攝取過多鹽分、糖分，導致口渴，增加喝水欲望。

3. 自製解渴小物：可以製作**小冰塊**當作解渴小物，分配少量的液體約二百～三百毫升，使用稀釋的果汁、果醋製作成小冰塊；也可以咀嚼**口香糖**、含**薄荷糖**、**檸檬片**等刺激唾液分泌，減少口渴感。

4. 減少乾燥感：含水漱口不吞嚥，可以使用冰涼的水、漱口水、檸檬水，或是刷牙，維持口腔溼潤，舒緩口渴感，使用溼棉花按壓在嘴唇上，擦護唇膏也能預防乾燥感。

4

Chapter

外食正確選食，享受吃的樂趣

解密腎臟外食五危機

現代人生活節奏快速，不論是哪個族群（如上班族、學生族等），許多人在食材與時間成本的考量下，三餐以外食為主。尤其小家庭、單身族群增加，個食化比例上升，外食人口也隨之攀升；加上外送平臺普及便利，餐點也多元化，外食已成為多數人的日常飲食習慣。

不過外食潛藏不少地雷，無形中攝取過多鈉、飽和脂肪酸、人工添加物等，再加上缺乏運動、生活作息不規律，不良的生活型態容易造成營養失衡，提高許多健康風險。健康族群（非腎友）的外食如何聰明吃，請參考《選食：營養師的一日三餐減醣餐盤》，提供各式料理的外食攻略，本章主要分享給腎友。

對腎友來說，飲食會有一些限制，如果沒有足夠時間自己料理，或不擅長烹飪，就會依賴外食，但外食充斥各種**高鈉**、**高磷**、**高鉀**的料理，讓人「想吃又怕傷腎」。腎友到底能不能吃外食？答案是：可以。但要**「聰明選食」**與「**健康搭配」**。

外食可以運用 Chapter 2 提到的「手掌法則」，做為簡單又實用的食物分量評估方式。

本章要教大家如何挑選適合腎友的外食，學會避開常見的地雷食物，讓腎友在外也能安心吃、快樂吃，讓吃飯更簡單，吃得營養均衡又可以減少腎臟負擔，享受美食的樂趣！

首先澄清一個觀念，腎友飲食限制雖然多，但真正需要完全避免的食物只有**楊桃**，其他高鈉、磷、鉀的食物，並非絕對禁止食用，而需依病情適量攝取。腎友的**五大外食危機：「選錯蛋白質」、「高鈉」、「高磷」、「高鉀」**食物；還有一點容易忽略，就是**「少纖維」**。

危機一：選錯蛋白質

不管是慢性腎臟病患、洗腎的腎友，執行低蛋白質或高蛋白飲食，都要**選對蛋白質食物**，才能減少過多含氮廢物堆積，降低腎臟負擔。即使是一般健康族群，也建議選擇**「高品質蛋白質」**，相比加工製品更能維持健康。

1. 超加工食品：隱藏炸彈

常見加工製品例如肉類（香腸、培根、臘肉、火腿、貢丸）、海鮮類（魚丸、花枝丸、魚鬆）、蛋類（皮蛋、鹹蛋）、豆製品（百頁豆腐、素肉鬆、素火腿）和乳製品（冰淇淋、調味乳、鮮奶油、煉乳、加工風味起司），往往含有許多人工添加物，像是磷酸鹽（磷酸鈉）、亞硝酸鹽（亞硝酸鈉）、增味劑（味精、核苷酸二鈉等）、防腐劑、人工色素等，容易攝取過多磷、鈉等。

建議選擇相對原型的食材，例如肉類（里肌肉、雞腿、雞胸肉）、海鮮（魚肉、鮮蝦、蛤蜊）、蛋（雞蛋、鴨蛋）、豆製品（毛豆、豆漿、豆腐），獲取高品質蛋白質，減少含氮廢物。

2. 高飽和脂肪酸食物：潛在心血管風險

外食菜餚常會使用油炸、過油的方式烹調，如炸雞、鹽酥雞、炸排骨，還有人偏愛吃動物皮、肥肉、絞肉、內臟類等高飽和脂肪酸的食物，如滷肉、炕肉、豬皮、大腸、豬腦。高飽和脂肪酸會增加心血管疾病的風險，尤其腎友罹患的風險又相對高，建議減少食用此類食物。

3. 分量控制：吃得剛剛好

建議腎友要學會食物的分類，並善用營養標示，才能正確控制蛋白質攝取量，可以參考 Chapter 2 的「手掌法則」，輕鬆掌握各類食物的分量。

同時，也要學會判讀食品成分及營養標示，能讓腎友吃外食更多元，營養標示不應只看熱量、蛋白質，還需要注意鈉含量、飽和脂肪含量，有些還會標示磷、鉀的含量。（營養標示詳見第一二六頁）

簡單學會營養標示，讓蛋白質控制更有效率

購買包裝食品時，大多數食品會標上**成分和營養標示**，可以善用這些標示當作選擇指標，除了可以控制蛋白質的攝取量，也可以了解選擇食品的添加物有哪些，熱量、鈉含量有多少，讓體重、血鈉更穩定，減少腎臟負擔。此原則同樣適用於一般民眾，所有族群都建議學會看營養標示，了解吃進去的食物的營養價值，使自己更健康，也減少身體負擔。

看懂營養標示

從食品包裝上的成分和營養標示，可以初步掌握產品的營養價值與健康風險。

成分：可以了解食品中加了哪些原料及添加物，建議選擇成分單純、無過多添加物的產品，減少腎臟負擔。

營養標示：除了熱量以外，還可以了解蛋白質、脂肪、碳水化合物、鈉、糖、飽和脂肪、反式脂肪的含量。尤其蛋白質及鈉對腎友來說特別重要！有些還會額外標示磷、鉀含量，可做為參考。

危機二：高鈉危機

外食餐點為了突顯豐富的風味、促進食欲、迎合大家的口味，會添加過多**調味品及醬汁**，讓口味有層次、多元化。鈉離

子雖然是維持人體正常運作不可或缺的礦物質，但攝取過多容易導致水腫、高血壓、中風、心血管疾病等，也會增加腎臟負擔。

高鈉料裡藏在哪裡？

常見高鈉的菜餚有哪些呢？像是常會**搭配醬汁一起吃的食物**，如咖哩飯、鐵板麵、涼麵、乾麵、滷味。**有湯底的菜餚**，如羅宋湯、排骨酥湯、牛肉湯、沙茶鍋、麻油雞等各式湯品及湯麵、泡飯、燴飯、燴麵等。

隱藏高鈉的食物有哪些？像是**醃製的食物**（泡菜、酸菜、榨菜、菜脯、筍乾）、**即食食品**（各式泡麵、罐頭、調理包）、**加工肉品**（火腿、培根、熱狗、臘肉），以及**烘焙食品**（餅乾、麵包、糕點等），只要品嘗起來味道**偏重、偏鹹，通常都蘊含著高鈉危機！**

國民營養變遷調查顯示，大部分國人都吃太鹹。其實外食如果每餐少喝一碗湯，就可以減少三分之一～四分之一鈉的攝取量，**減鈉的第一步，就是從「少喝湯、少醬汁」**開始。

擊退高鈉，不成為鹽罐子

1. 原型食物優先選

醃製品、即食食品、加工製品及烘焙食品通常會加入許多調味品及添加物，或是含鈉添加物，如保色劑（硝酸鈉）、調味劑（麩酸鈉）、膨脹劑（碳酸氫鈉）、黏著劑（磷酸鈉）等，增加風味，讓口感更好，建議**挑選原型食物、成分簡單、不過度調味的食物為主。**

2. 減少調味

少沾醬、少淋醬、少調味，以原汁原味為主。可以請店家減少淋醬，或將醬料分開盛裝，再自行斟酌添加。多選擇清蒸、水煮、乾煎等料理，若調味偏重，可以先過水後再吃，有助於去除過多的鹽分。

3. 少喝湯，不喝最佳

湯品是鈉含量的來源之一，如拉麵、牛肉湯、火鍋湯底、燉湯、濃湯等，不僅鈉含量高，磷、鉀也較高，對腎友是一大負擔，建議湯品愈少愈好，不喝湯最佳。

危機三：高磷危機

外食飲食中潛藏許多**「隱形的高磷食物」**，讓我們不知不覺超標，增加腎臟負擔。長期高磷飲食會造成骨質疏鬆、血管鈣化，甚至增加心血管疾病等風險，對腎友而言是大地雷。

高磷常見食物包含燒烤、滷味、火鍋、速食、煙燻、醃製品，以及加工食品、即食食品、罐頭食品、烘焙品等，這些食品為了風味、色澤、保鮮，會添加許多調味品，包含磷酸鹽等人工添加物。此外，乳製品、堅果類、全穀類相關食物，以及含磷酸的碳酸飲料，皆是常被忽略的高磷食物，容易無形中攝取過量。

擊退高磷絕招，別讓腎臟擔憂

1. 天然食材優先選：以新鮮食材優先選，避免即食食品、加工製品、罐頭食品。

2. 辨識食品成分：購買包裝食品時，閱讀包裝上的成分表，避開含有過多人工添加物的產品。**簡單來說，看不懂的成分許多都是食品添加物**，盡量減少含有**「磷」**字的選項，如焦磷酸鈉、六偏磷酸鈉。

3. 聰明烹調方式：優先選擇清蒸、水煮、汆燙、煎、炒等料理方式，避開過多調味、醬汁厚重、湯底等，降低磷、鈉的攝取。

4. 小心健康地雷：堅果類和全穀雜糧類，或是堅果飲、穀物、麥片等沖泡飲，雖然被視為相對健康的食物，但仍屬於高磷食物，容易被忽視。

5. 白開水最佳：減少飲品，尤其是碳酸飲料、乳製品等，補充液體以白開水為主（若須限制鉀攝取的腎友，也要留意茶、咖啡的攝取量）。

危機四：高鉀危機

對於血鉀偏高、尿量少、洗腎腎友來說，醫師通常會建議需要限制飲食中鉀的攝取量。除了湯品以外，高鉀食物還潛藏在日常中不易察覺，尤其許多被視為健康的選擇，實際是屬於高鉀食物需要留意。

餐點常搭配的湯品、咖啡、濃茶、蔬菜汁、果汁，運動後補給的能量飲、運動飲料，或是堅果類、穀物類飲品，有不少高鉀的陷阱。另外，還要留意料理使用的調味品，番茄醬、辣椒醬、標榜低鈉的鹽／醬油等。

破解高鉀危機，守護心腎健康

1. 避開湯汁、醬汁

高湯、濃湯不僅是高磷食物，也屬於高鉀地雷，如牛肉湯、海鮮湯、雞湯、火鍋湯、味噌湯、藥膳湯。不少人習慣把飯拌肉汁、湯汁，也不建議這樣吃。某些醬汁，如番茄醬、辣椒醬等都屬於高鉀調味品，使用時必須節制。

2. 吃熟食不吃生食

不少蔬菜類含有豐富的鉀，尤其是綠葉蔬菜（如菠菜、芥藍菜、莧菜、空心菜），以及生菜類（如苜蓿芽、羽衣甘藍），建議吃熟食優於生食。鉀離子屬於水溶性，透過烹煮後（如汆燙、水煮、燉煮、煎炒），鉀會溶到水中，可以有效減少攝取量，但切記不要食用湯汁。

3. 看似健康的食物

許多人覺得健康的食物，像是蔬果類、堅果類和穀物類沖泡飲，還有低鈉鹽、薄鹽醬油、無鹽醬油等調味品，小心攝取過多也會增加鉀離子。

4. 飲品聰明選

常見高鉀飲品，如咖啡、濃茶、可可飲、蔬果汁、果汁、椰子水、運動飲料、能量飲，許多也屬於高鉀飲品，應慎選、控制攝取量及頻率，白開水是最好的選擇。

危機五：少纖維危機

外食族容易忽略蔬菜、水果的攝取量，而有些腎友擔心攝取過量高鉀蔬果會增加腎臟負擔，所以刻意減少食用這類食物，導致膳食纖維攝取不足。

破解少纖維危機，順暢又排毒

1. 補足蔬菜量：外食這樣搭

便當、自助餐的配菜也要聰明選食，例如雞腿便當，一大格主菜是雞腿，三小格配菜皆選擇蔬菜類，不要再選豆製品、蛋類；增加膳食纖維攝取外，也可以避免攝取過多蛋白質。

小吃店、麵店可以多點一份燙青菜、炒蔬菜、蔬菜湯（不喝湯汁）。若是購買已組合好的餐盒或早餐店較難攝取到足夠的蔬菜量時，建議額外購買蔬菜或其他餐次做補充。

2. 聰明選食：低鉀又安心

學會選擇低鉀的水果類，蔬菜類建議不要生食，不喝菜湯。另外，不只蔬果有膳食纖維，像是豆製品（黃豆、毛豆、黑豆、豆漿、豆腐、豆干）也含有少量膳食纖維。

雖然高纖澱粉（未精製的全穀雜糧類），如五穀飯、全麥麵包、紅豆、綠豆也含有膳食纖維，但這些是高磷、高鉀的食物，不建議過量食用。

護腎外食懶人包：聰明選食不踩雷

其實，腎友除了禁止食用楊桃及其製品，其他食物不是絕對不能吃，只是需要適量食用及聰明選擇，以下分享護腎外食攻略，讓腎友享受美食又減少腎臟負擔。外食料理的各式餐點不盡相同，以比較的方式劃分為紅、黃、綠燈三類，幫助腎友在多元的外食中做出安心選擇。

綠燈：相對「友善」，較適合日常食用。

黃燈：「須留意」攝取頻率及分量，適量不過量。

紅燈：外食陷阱的「地雷」食物，建議盡量避免。

分類原則簡單說明如下：

1. 低氮澱粉為首選：雖然洗腎腎友不需要執行低蛋白質飲食，但有些蛋白質、磷相對高的澱粉類食物，如糙米、五穀米、紅豆、綠豆、花豆、鷹嘴豆等，仍會增加含氮廢物的產生，還是建議減少。獲取蛋白質來源，建議集中在優質蛋白質食物。

「勾芡」料理雖然是使用低氮澱粉，如太白粉、地瓜粉、樹薯粉，但會讓醬汁扒覆在食材上，容易攝入過多湯汁及鈉含量，要注意其中的調味，適量食用。

2. 米製品優於麵粉製品：麵粉製品相比米製品的蛋白質含量較高，優先以**白米製品**為優先選擇。麵粉製品有分**低筋**、**中筋**、**高筋**麵粉，以低筋麵粉的蛋白質含量較低。

麵粉種類	蛋白質含量	常見製品
低筋麵粉	6.5～9.5%	蛋糕、餅乾、鬆餅等
中筋麵粉	9.5～12%	包子、饅頭、蔥油餅、燒餅、水餃皮、黑糖糕等
高筋麵粉	＞12%	麵包、吐司、貝果、披薩皮、油條、油麵、通心麵、麵筋等

3. 優質蛋白質為主：豆魚蛋肉類分類以優質蛋白質為優先選擇，減少加工製品，避免攝取過量添加物，蛋白質食物再依據每位腎友的需求量評估。

4. 乳品類地雷區：雖然有些腎友可依照狀況適量攝取乳品類，但因乳品類為高磷食物，且與磷結合劑很難結合，建議減少，皆放在地雷區。

5. 高鈉、高磷為考量：以高鈉、高磷為評估標準，鉀不一定需要限制，若有需要限鉀需求者，另行留意高鉀食物（高鉀食物詳見一七八頁）。

6. 精製糖視血糖而定：精製糖可以增加腎友的熱量補充，若腎友無血糖問題，可以適量攝取精製糖。但考量有40%糖尿病有合併腎臟病，所以將含較多精製糖的食物歸在「須留意」類。

先傳授腎友**簡易外食五大技巧：「少加工、少調味、少喝湯、少生食、多均衡」**。

1. 少加工：原型食材優先選，食物最原本的樣貌，加工愈少愈好，也能減少過多添加物、鈉、磷的負擔。

2. 少調味：點餐時主動要求「少醬」、「少調味」、「醬料分開放」或「不加醬」，以原味、清爽口味為主。

3. 少喝湯：不喝湯最佳！以清湯取代濃湯，湯品隱藏大量鈉、磷、鉀。

4. 少生食：經過加熱烹調，可降低礦物質的含量，熟食也可以減少細菌感染，降低食物中毒的風險。

5. 多均衡：攝取多樣化食材，不要吃單一營養素的食物來源，才能獲取多元的營養。

另外，腎友們可以善用食品包裝上的成分與營養標示（如便利商店／超商商品大多數都有），避開添加物過多、高鈉的產品，也要留意三大營養素，更能有效控制蛋白質攝取量，減少腎臟負擔。

以下選擇技巧，無論是否為腎友，都可以做為日常飲食的指南參考原則，不過仍須根據個人情況調整。若有需要更嚴格限制蛋白質、鈉、磷、鉀或限水等，還是要與醫療團隊討論，另外規劃專屬的飲食計畫較佳，並依照醫囑的指示搭配**降磷、降鉀藥物**的服用，才能享受美食，同時避免腎臟負擔。

早餐／早午餐怎麼吃？

早餐是開啟一天的活力來源，怎麼吃才能提供足夠的能量與營養素，並減少腎臟負擔呢？

早餐店／早午餐紅、黃、綠燈

分類	綠燈	黃燈	紅燈
主食類	蘿蔔糕、河粉、清粥	地瓜、地瓜稀飯、蒸蛋糕、蛋餅、白饅頭、白吐司、飯糰、米堡	鐵板麵、雜糧及堅果類麵包／饅頭／包子（如芝麻／豆沙包等）
豆魚蛋肉類、乳品類	豆漿、蛋類（水煮蛋、炒蛋、荷包蛋等）、鮮蝦、雞腿排、里肌肉片	鹽漬鮪魚、燻雞	**加工類**（培根、火腿、熱狗、肉鬆、雞塊等）、**乳製品**（起司、乳酪塊）
蔬菜、水果類		生菜水果沙拉	
飲品／湯品		茶飲、黑咖啡、果汁	三合一咖啡、奶茶、拿鐵、鮮乳、鮮奶茶、玉米濃湯
淋醬／抹醬	白醋、橄欖油、調味油	蜂蜜、楓糖、果醬（草莓、藍莓醬）	堅果醬（芝麻／胡麻、花生、榛果等）、可可／巧克力醬、起司／乳酪醬等，高鈉調味品（醬油、醬油膏等）

中式料理怎麼吃？

中式料理風味豐富、口味偏重，許多菜餚經過「油炸＋再烹炒」和「重調味」，對腎臟負擔較大，務必注重烹調及調味的方式。

中式料理紅、黃、綠燈

分類	綠燈	黃燈	紅燈
盒餐／快炒店／中式餐廳	**主食類**：低氮澱粉（冬粉、米粉、河粉、粄條等）、白飯、白稀飯 **豆魚蛋肉類**：清蒸魚、汆燙中卷、白斬雞、涼拌雞絲、蒜泥白肉、涼拌豆腐、烤魚 **蔬菜類**：汆燙、清炒蔬菜	**豆魚蛋肉類**：滷雞腿、滷排骨、滷豆皮 **蔬菜類**：涼拌蔬菜	**主食類**：炒麵、雜糧飯、五穀飯 **豆魚蛋肉類**：加工（培根、香腸、火腿、加工肉排、火鍋料、貢丸等）、素肉／麵筋製品 **蔬菜類**：奶油燉菜、焗烤蔬菜、炸蔬菜、醃製／滷製蔬菜 **重口味料理**：沙茶／麻辣／三杯／紅燒／照燒／蠔油／茄汁等調味 **湯品**：各式濃湯

分類	綠燈	黃燈	紅燈
麵攤／小吃店	**主食類**：米粉、冬粉、河粉、粄條、米線、碗糕 **配菜**：嘴邊肉、豆干、海帶、滷蛋、豆皮 **蔬菜類**：汆燙、清炒蔬菜	**主食類**：燴飯、羹飯、粉絲煲、清麵線 **蔬菜類**：涼拌蔬菜	**湯麵**：牛肉湯麵、雞湯／豚骨湯麵、大腸麵線 **濃厚的調味**：麻醬／炸醬麵、咖哩飯和辣味／泡菜水餃 **配菜**：加工香腸、米血、黑輪、貢丸、甜不辣等 **蔬菜類**：醃製泡菜、醃蘿蔔、榨菜 **小吃**：鹽酥雞、滷味、鹹水雞

點餐小叮嚀

1. 主食優先順序：優先選低氮澱粉，以及白飯、白稀飯。低氮澱粉還要留意調味品，避免偏重鹹口味。
2. 請店家少調味，有醬料的少醬或沾醬分開。
3. 除了控制主食與蛋白質，記得搭配多種顏色的蔬菜，增加膳食纖維攝取，以汆燙、清炒蔬菜為主，減少醃製泡菜、奶油燉菜、炸蔬菜等。

高風險外食小吃

1. 滷味：滷汁屬於高鈉、高磷，還有許多加工的米血、甜不辣、貢丸、黑輪、百頁豆腐、火鍋料等，以及高飽和脂肪酸的內臟大腸、豬頭皮等。若要食用，除了選擇原型食材以外，請店家滷完之後，不要再額外添加調味品、醬汁、淋醬，因為製作過程中已經添加許多調味，也不要食用滷汁。

2. 鹽酥雞：油炸物通常會包裹麵粉、添加醃料和許多調味粉，鹽酥雞是高鈉、高磷、高飽和脂肪酸的料理，還有許多加工類食材，以及高油的雞皮、大腸等。建議愈少愈好，油炸起鍋後建議不要再添加調味品。

3. 鹹水雞：許多人會認為鹹水雞比鹽酥雞安全，是煮過再拌醬汁，至少熱量、油脂相對低，但鹹水雞製作過程會先醃製，添加鹽、胡椒、醬汁等調味品，鈉含量也不低，同樣也是加工食材滿多地雷食物。若要食用鹹水雞，一樣建議選擇原型食材，製作過程已有醃製，不要再額外調味。

西式料理怎麼吃？

西式料理通常是套餐，包含開胃菜、沙拉、湯品、主餐、甜點、飲品，總熱量可能破千大卡，對腎友而言，還要多留意有些屬於高鈉、高磷、高鉀食物。

西式料理紅、黃、綠燈

分類	綠燈	黃燈	紅燈
開胃菜	烤時蔬、炒蘑菇、炒蘆筍	煙燻鮭魚、燻雞、烤田螺、法式麵包、無餡餐包、歐式麵包	火腿、起司棒、焗烤類（焗烤蝦、焗烤馬鈴薯）、炸物（炸洋蔥圈、炸雞），穀物／雜糧／堅果類麵包
沙拉醬汁	**醬汁**：橄欖油、檸檬汁、巴薩米克醋、油醋醬、義式醬等	**醬汁**：和風醬、美乃滋、塔塔醬	**醬汁**：凱薩醬、胡麻醬、優格醬、千島醬。**其他**：含加工類（培根、火腿）或乳酪、堅果類等
湯品		**清湯**：蔬菜湯、番茄湯、海鮮清湯、牛肉清湯等	**濃湯**：玉米濃湯、南瓜濃湯、巧達濃湯、奶油蘑菇濃湯、羅宋湯、法式洋蔥湯等
主餐	**豆魚蛋肉類**：烤／煎雞腿、鴨胸、鱸魚、海鮮、牛排 **主食類**：白飯、香料飯	**豆魚蛋肉類**：燉煮類（燉牛肉） **主食類**：馬鈴薯泥、烤馬鈴薯、清炒義大利麵	**豆魚蛋肉類**：焗烤類（焗烤蝦）、加工製品（肉丸） **主食類**：焗烤飯／麵、奶油燉飯、白醬義大利麵、披薩
甜點	適量吃，新鮮水果、果凍、茶凍、仙草、愛玉	海綿蛋糕、戚風蛋糕	含乳品類、堅果類、可可類原料，如起司蛋糕、提拉米蘇、巧克力蛋糕、布朗尼、奶酪、烤布蕾、草莓塔、千層派

分類	綠燈	黃燈	紅燈
飲品	無糖檸檬水、無糖氣泡水	果汁、果醋、茶飲、黑咖啡	乳製品（拿鐵、鮮奶茶、焦糖瑪奇朵、奶昔、奶蓋、煉乳、奶精），巧克力飲品、碳酸飲料

點餐小叮嚀

1. **主餐分量**：四～六盎司約三～四．五份豆魚蛋肉類（二十一～三十二公克蛋白質），八～十盎司約六～八份豆魚蛋肉類。
2. **沾醬**：避開黑胡椒醬、蘑菇醬、起司醬，以簡單調味品為主，如黑胡椒粒、香料、玫瑰鹽、海鹽等適量添加。
3. **酒品**：腎友想要飲酒，「淺嘗即可」，西餐常搭配的紅酒、白酒，酒精濃度約 12 ～ 14%，男性每日建議量為二百四十毫升，女性為一百二十毫升。啤酒為高磷不建議，調酒也建議避免。另外提醒有飲酒習慣的腎友，除了酒類的攝取量要控制以外，還要留意下酒菜多為重口味的菜餚，如鹽酥雞、鹹酥蝦、酥炸肥腸、串燒、辣炒花生小魚乾、黑胡椒毛豆等。

日式料理怎麼吃？

日式料理給人的印象比中式料理清淡，像是壽司、生魚片、手捲等。不過實際上也有地雷食物，像是拉麵的湯底、加工的關東煮，屬於高鈉、高磷的食物，還有炸天婦羅、炸蝦、唐揚雞等高飽和脂肪酸食物，對腎臟及心血管疾病不友善。要如何享受美食並避開地雷食物呢？

日式料理紅、黃、綠燈

分類	綠燈	黃燈	紅燈
壽司／定食	**主食類**：白飯 **壽司口味**：原味、調味簡單為主，如生魚片、鮭魚、鯛魚、鮮蝦、花枝、干貝，溫泉蛋 **蔬菜類**：涼拌蔬菜（花椰菜、秋葵、菠菜、海帶）	**主食類**：烤飯糰、烏龍麵、蕎麥麵 **豆魚蛋肉類**：茶碗蒸、玉子燒、生菜／水果／堅果沙拉、烤物（烤魚、烤時蔬）	**加工類**：肉鬆、蟹肉棒等 **壽司口味**：避開重口味／醃製的蒲燒鰻魚、醃漬鯖魚、照燒鮪魚、鹽漬魚卵、鹽漬蘿蔔、酸黃瓜等 **炸物**：天婦羅、炸蝦、炸牛蒡、炸茄子等
拉麵	**湯底**：柴魚、昆布清湯（不喝湯最佳） **豆魚蛋肉類**：肉片、鮮蝦、溏心蛋	**配菜**：炸地瓜、炸蔬菜、生菜／水果／堅果沙拉 **豆魚蛋肉類**：烤物（烤魚、烤肉串）	**湯底**：豚骨、麻辣、醬油 **豆魚蛋肉類**：炸豬排、唐揚雞 **配菜**：炸天婦羅（竹輪、甜不辣）
燒烤	**主食類**：白飯 **豆魚蛋肉類**：原型食材，如烤魚、鮮蝦、肉串，烤蔬菜 ＊注意沾醬，不沾最佳	**主食類**：烤地瓜／南瓜／馬鈴薯／玉米	**重口味**：鹽烤／照燒／味噌／醬燒烤物 **加工類**：香腸、火腿、熱狗、丸子類

越式料理怎麼吃？

越式料理給人**「清爽、辛香料多、低熱量」**的印象，也是對腎友友善的外食料理，有相較麵類蛋白質少的低氮澱粉河粉、米線、粄條等，不過還是有一些陷阱。

越式料理紅、黃、綠燈

分類	綠燈	黃燈	紅燈
主食類	米線、米粉、河粉、粄條、冬粉、白飯	法國麵包、糯米飯	麵條
豆魚蛋肉類	檸檬魚、香茅雞／魚、涼拌海鮮／雞絲等	烤肉串、牛肉捲、烤五花肉	魚露／蝦醬／咖哩料理，加工肉丸、火腿肉片、豬肉香腸等
配菜	生春捲（米紙）、越南煎餅、涼拌小黃瓜	生菜／水果／堅果沙拉、涼拌青木瓜沙拉	炸春捲，蝦醬、魚露口味的料理，醃製的蘿蔔、酸菜
湯底		蔬菜清湯	牛雜湯、大骨湯、海鮮湯底高湯、酸辣湯
沾醬	白醋、檸檬汁、味醂、香油	和風醬	魚露、蝦醬、咖哩、花生醬
點心／飲品	**點心：**樹薯糕 **飲品：**檸檬水	**點心：**炸香蕉餅、炸蝦餅、糯米球、糯米類甜點／糕點 **飲品：**椰子水、水果冰沙	**點心：**含乳品類、煉乳：如西米露、甜湯、煎餅等 **飲品：**煉乳咖啡、雞蛋咖啡、酸梅汁

點餐小叮嚀

減少重口味的蝦醬、魚露等高鈉料理，有些沾醬會添加花生醬，增添香氣，讓醬汁濃郁滑順，屬於高磷醬汁，也要留意。

港式料理怎麼吃？

不要以為港式料理有許多「蒸」字就是安全牌，像是燒賣、叉燒包、流沙包、鳳爪等雖是蒸製，但要留意油脂及鈉、磷含量。港式經典的點心叉燒酥、咖哩餃、菠蘿油等，還有口味偏重的 XO 醬、蠔油等，都屬於重調味的料理。港式料理分量小巧精緻，容易讓人一口接一口，不小心攝取過量，增加腎臟負擔。

港式料理紅、黃、綠燈

分類	綠燈	黃燈	紅燈
主食類	腸粉、蘿蔔糕、炒米粉、炒粄條、炒河粉、寬粉條、白飯、白稀飯、蒸馬蹄糕	粉絲煲、炸馬蹄條、珍珠丸子、水晶餃、地瓜稀飯	港式炒麵、撈麵、臘味飯
豆魚蛋肉類	白斬雞、油雞、清蒸魚、蒸蝦、白灼蝦、水煮肉、蒸蛋、蒸腐皮卷	炸腐皮卷、叉燒、燒肉、烤雞、烤鴨、滷肉	臘腸、香腸、鹹肉、豉汁排骨、咕咾肉、鳳爪等。重口味的咖哩、XO醬、豆腐乳、蠔油料理

分類	綠燈	黃燈	紅燈
蔬菜類	清炒／燙／蒸／煮等各式蔬菜	蔬菜湯	重調味的蠔油、蒜蓉醬、豆腐乳、咖哩口味的蔬菜
沾醬	薑絲、蔥絲、白醋、香油、胡椒等 ＊沾醬、淋醬分開放，自己添加		蒜蓉醬、蠔油、醬油、沙茶醬、甜麵醬、咖哩醬、豆腐乳
飲品／點心	白開水、檸檬水、茶飲適量	凍檸茶	港式奶茶、鴛鴦、含乳品類飲品及甜湯（西米露）、堅果類（芝麻糊／杏仁糊）、叉燒酥、咖哩餃、芝麻球、蛋塔、菠蘿油、奶黃包

點餐小叮嚀

1. 主食優先順序：低氮澱粉選**「透明外皮」**的腸粉、水晶餃、蝦餃或煎的蘿蔔糕，白稀飯、白飯等，炒米粉、炒粄條、炒河粉優於炒麵。
2. 減少**「麵粉製品」**，如叉燒酥、咖哩餃、芝麻球、蛋塔、冰火菠蘿油、炒麵、奶黃包、流沙包等。

便利商店／超商即食食品怎麼吃？

便利商店／超商相較外食餐廳最大的優點就是大部分餐點

都有明確的營養標示，比一般餐廳更容易掌握營養攝取量，方便做搭配，可以評估三大營養素、鈉含量和成分是否含有過多添加物，避開地雷食物。

選購小技巧

便利商店／超商紅、黃、綠燈

分類	綠燈	黃燈	紅燈
主食類	冬粉、米粉、白米飯等	壽司、地瓜、馬鈴薯、玉米、三明治、飯糰	涼麵、泡麵、咖哩／沙茶／XO醬的飯類、麵類，含有堅果／全麥、雜糧類／乳品類的製品
豆魚蛋肉類	雞胸肉、蛋白丁、茶葉蛋、水煮蛋、毛豆、豆乾	茶碗蒸、蒸蛋湯、玉子燒、油豆腐、炸豆皮	火腿、肉鬆、香腸、熱狗、貢丸、雞塊
蔬菜類	杏鮑菇、茭白筍、白蘿蔔	生菜／水果／堅果沙拉、蔬菜棒、滷時蔬	蔬菜湯
水果類	新鮮水果盒	果汁	果乾
飲品類	豆漿、無糖茶、黑咖啡適量	蔬果汁	奶精類、乳品類（拿鐵、鮮奶茶、調味乳）、碳酸飲料

點餐小叮嚀

1. **善用營養標示：**快速掌握食品成分，避開磷添加物，了解熱量、三大營養素、鈉含量等，方便做飲食搭配。
2. 不要選擇單一營養價值的餐點，食物種類愈多愈好。例如：飯糰＋豆漿優於麵包＋果汁；便當餐盒優於麻醬麵、大亨堡。**「搭配蔬菜」**更佳，現在便利商店／超商也有許多健康餐盒，提高蔬菜比例，也是不錯的選擇。

火鍋怎麼吃？

火鍋一年四季都是親友團聚的選擇，像是涮涮鍋、羊肉爐、薑母鴨等，有些人認為是用煮的，只要不喝湯就相對安全又健康。對腎友來說，火鍋不是不能吃，需要從湯底、菜肉盤、主食、沾醬等好好選食，才能避開高鈉、高磷、高鉀陷阱。

火鍋紅、黃、綠燈

分類	綠燈	黃燈	紅燈
湯底	昆布、柴魚、蔬菜*（不喝湯最佳）	泡菜、酸菜	藥膳、麻辣、沙茶、咖哩、豚骨、雞湯
主食類	白飯、冬粉	烏龍麵、蒸煮麵	王子麵、泡麵、年糕

分類	綠燈	黃燈	紅燈
豆魚蛋肉類	豆腐、豆皮、魚類、海鮮類（鮮蝦、干貝、蛤蜊、花枝等）、蛋類、瘦肉類（雞、鴨、豬、牛、羊等）	油炸豆皮、豆包	1. **加工類：**鑫鑫腸、蟹肉棒、丸類（貢丸、魚丸、花枝丸、虱目魚丸、魚包蛋等）、百頁豆腐等、甜不辣、魚板、米血、餃類（燕餃、蛋餃、水晶餃等） 2. **高飽和脂肪食物：**豬五花、牛五花、培根牛
蔬菜類	各式蔬菜煮熟皆可		加工蔬菜卷
沾醬	**辛香料：**蔥、薑、蒜、辣椒、蘿蔔泥、檸檬等 **低鈉調味品：**白醋、胡椒、花椒、糖、低鈉風味油（蒜香油、辣油、麻油）	糖、蜂蜜	醬油、醬油膏、蒜蓉醬、豆瓣醬、醬油膏、蠔油、甜辣醬、沙茶醬、胡麻醬

點餐小叮嚀

1. 避開火鍋料，現在多數店家都有提供換成蔬菜的選項。
2. 原味最佳，沾醬愈少愈好，可以選擇**辛香料**多一點，如蔥、薑、蒜、辣椒、蘿蔔泥等。腎友可以選擇低氮澱粉冬粉當主食，但冬粉容易吸湯汁（湯底會決定麵的熱量高低），要留意添加的調味料，避免攝取過多鈉。
3. 腎友不建議喝湯，但**湯底會決定食材的熱量和鈉含量的高低，建議選較清爽的湯底，像「昆布、柴魚、蔬菜」**。

節慶聚餐怎麼吃？

傳統節慶會應景享用美食或聚餐，但許多腎友擔心增加腎臟負擔，反而都不敢吃，要怎麼吃才能享受美食又兼顧腎臟健康呢？有使用磷結合劑、降鉀藥的腎友，別忘了在年節聚餐吃美食時，要適時搭配使用，幫助控制血磷、血鉀。

農曆新年

1. 主食選擇：以蘿蔔糕、冬粉、河粉、粄條、白飯為主要澱粉，留意過年常會吃到的水餃、年糕、湯圓等攝取量。

2. 優質蛋白質：減少加工肉品和肥肉、動物皮，如東坡肉、豬腳。建議以清蒸、水煮、烤、清炒的烹調方式取代紅燒、照燒、油炸。

3. 少喝湯：年菜常會有濃湯、燉湯，如佛跳牆、雞湯、火鍋湯等，屬於高鈉、磷、鉀，食用愈少愈好，不喝湯最佳。

4. 彩虹蔬菜：蔬菜不能少於澱粉攝取量，過年會煮火鍋，可以加入不同種類的蔬菜，或以半葷素的料理方式，如香菇雞、芹菜花枝，或以蔬菜當作盤飾，如花椰菜、青江菜，多元攝取。蔬菜也以熟食為主，不要喝菜湯。

5. 減少零嘴：年節零嘴百百種，像是牛軋醣、核桃糕、糖果餅乾、魷魚絲、肉乾、蔬果乾、堅果、花生糖、麻粩等，容易攝取過量磷、鈉、鉀等，無法自制的人就**少買少吃**。零嘴以天然新鮮水果、蒟蒻果凍、仙草、洋菜凍等較佳，或者選擇優質蛋白質的豆花、豆漿。

6. 飲品：白開水最好，再來是茶飲、咖啡，優質蛋白質豆漿，避開高磷的乳製品、碳酸飲料（汽水、可樂）。若要**飲酒**，避開啤酒（高磷），飲品及酒品都要記得控制攝取量。

清明節

1. 潤餅：潤餅是中筋麵粉製成，要控制攝取量，或者以米紙、河粉皮取代，除了潤餅皮以外，也要留意內餡，減少油麵、花生粉、酸菜、榨菜的添加，以及將香腸、紅燒肉換成豆干、肉絲、蛋絲。

2. 草仔粿、紅龜粿：草仔粿是糯米粉、艾草蒸熟的。鹹口味有菜脯（蘿蔔乾）、油蔥絞肉、香菇蝦米、肉鬆，甜口味有紅豆餡、芋頭餡、花生餡等。**紅龜粿**也是糯米粉做成，常會包紅豆、花生餡，可以選擇原味不包內餡的最好，或者選擇黑糖、白蘿蔔絲、芋頭、地瓜口味相較磷低一些，淺嘗即可。

端午節

1. 粽子種類：腎友可以改選擇**客家粿粽**或一般**白糯米粽**，避開相對高磷的全穀雜糧粽（如五穀粽、紫米粽、綠豆、紅豆、藜麥、米豆）。

2. 烹調方式：南北粽的烹調方式不太相同，**北部粽**會先將糯米炒過，加入醬油、鹽、五香粉、胡椒等調味，再蒸熟；**南部粽**則是用生糯米包好再水煮，較清爽，鈉含量、熱量、油脂比北部粽低。

3. 沾醬：粽子本身就有味道了，不建議沾醬、淋醬汁。若要添加醬汁，如醬油膏、甜辣醬、花生粉請適量。

4. 蛋白質控制：粽子一顆蛋白質量約半手掌心（約一～一・五份蛋白質），依照自己需求量評估是否增減蛋白質攝取，洗腎腎友需要高蛋白，建議再**搭配優質蛋白質**食物，如豆製品、魚、海鮮、雞肉等。

5. 搭配蔬菜：建議搭配燙青菜、炒蔬菜一～二拳頭，補充膳食纖維更均衡。

中秋節

1. 烤肉原則：

(1) 主食選擇：以白飯、白吐司、烤地瓜、烤玉米、烤南瓜、烤馬鈴薯等優於加工的棉花糖、豬血糕、年糕、甜不辣等

(2) 烤肉醬汁：善用辛香料調味或稀釋醬料、自製低鈉醬汁（如柚香水果醬，醬油：香油：柚子汁＝1：1：2，加入蒜泥、白芝麻、蘋果泥、水梨泥），已有醃製的食材不建議再刷醬，或者烤熟之後視狀況添加少許調味。

(3) 少加工：選擇天然食材的豆干、魚類、海鮮、肉類等，避開加工製品。

(4) 蔬菜燙過再烤：蔬菜汆燙再去烤，可以減少鉀含量，烤的時候也比較快熟。增加蔬菜攝取的方式：蔥段蔬菜肉卷，或蔬菜串（洋蔥、甜椒等）、蔬菜鋁箔盒（洋蔥、甜椒、絲瓜等），記得不要喝湯汁。

(5) 避免烤焦：不要烤焦，**以烤爐鋪鋁箔紙或改用烤盤**，烤肉過程中會產生多環芳香烴氫化合物、異環胺等致癌物質。

2. 柚子／文旦適量：柚子／文旦屬於高鉀水果，應適量。二～四瓣為一份水果量，限鉀者可以選擇其他低鉀水果，蘋

果、鳳梨、葡萄取代。

3. 另外提醒**因柚子、文旦與葡萄柚一樣含有呋喃香豆素**（Furanocoumarin），會干擾人體的 CYP3A4 酵素（Cytochrome P450 3A4），當此酵素無法發揮作用時，人體分解藥物的速度會減慢，服用的藥物停留在體內的時間會延長，**導致血中藥物濃度升高，進而可能導致藥物不良反應發生。**有使用這些藥物的患者要小心食用，**降血壓、降血脂、抗心律不整、免疫抑制劑、安眠鎮靜劑／抗憂鬱／焦慮、抗癲癇等藥物**，建議避開不要吃或食用前先諮詢醫師、藥師，避免造成身體負擔。

4. 月餅分享吃：月餅屬於高磷的糕餅類，以分享為主，適量不過量，切二分之一～四分之一的大小分食，務必與親友共享，千萬不要獨享。

冬至

1. 無包餡湯圓：湯圓外皮為**糯米製作**，大湯圓會包內餡，像是花生、芝麻、鮮肉等屬於高磷食用，建議選擇無包餡小湯圓較佳，或是選擇地瓜、芋頭口味相較磷較低。**水晶湯圓**的外皮使用**樹薯粉、藕粉**等低氮澱粉取代糯米，可減少低生物價蛋白質的攝取。

2. 控制分量：建議**當點心**，每次小湯圓的量約三分之一～二分之一碗淺嘗即可，若是包餡湯圓則一～二顆。若想要**當正餐**，小湯圓約八分～一碗的量，並適量搭配蔬菜類及豆魚蛋肉類均衡營養。

3. 聰明吃法：

(1) 鹹口味：可以加入喜歡的蔬菜，增加纖維量，少喝湯，湯底以柴魚、蔬菜清湯取代高湯。

(2) 甜湯圓：以薑片、桂花、薑汁、黑糖、蜂蜜等提味，或是少量的龍眼乾、紅棗、枸杞，取代高磷的紅豆湯、八寶湯底。

(3) 茶湯圓：以各式茶飲、抹茶等做湯底，口感清爽又減少負擔。

小提醒：可以加入白木耳增加纖維量，若要補充蛋白質，可以加入豆漿，讓營養更豐富。

5

Chapter

成為營養偵探，拆穿飲食迷思

蛋白質吃太多，腎臟會壞掉？應該吃多少？

飲食案件說明

隨著健身風氣盛行，增肌減脂的議題相當熱門，愈來愈多人注重補充蛋白質，將原本的飲食模式改為執行高蛋白質的飲食行為。但毫無忌憚地大量食用蛋白質真的沒問題嗎？近期常被民眾詢問：「蛋白質到底該吃多少？吃太多會傷腎、洗腎？」

健康真相揭露

依據目前研究，一般健康成人（腎臟功能正常者），攝取每公斤體重二公克蛋白質是安全的，腎功能不佳者要限制蛋白質攝取量。

營養偵探解析

參考衛福部的「國人膳食營養素參考攝取量」第八版，不同年齡層的蛋白質建議如下：

年齡層	蛋白質建議量
0～6 個月	2.3 公克／公斤
7～12 個月	2.1 公克／公斤
1～3 歲	20 公克／天
4～6 歲	30 公克／天
7～9 歲	40 公克／天
10～12 歲	男性 1.4 公克／公斤，女性 1.3 公克／公斤
13～15 歲	男性 1.3 公克／公斤，女性 1.2 公克／公斤
16～18 歲	男性 1.2 公克／公斤，女性 1.1 公克／公斤
19～70 歲	1.1 公克／公斤
71 歲以上	1.2 公克／公斤
懷孕期間	額外＋ 10 公克／天
哺乳期	額外＋ 15 公克／天

健身族群蛋白質該吃多少？

按照不同種類的運動、強度和需求，每天所需蛋白質建議每公斤體重一．二～二公克，有些運動員甚至會高於每公斤體重二公克，才能維持足夠的營養狀態及運動表現。

一項《*Food & Function*》的系統性回顧研究顯示，對於一般健康成年人來說，攝取每公斤體重二公克的蛋白質，六個月是安全的，不會造成腸道、肝臟、腎臟和心血管的負面影響。此篇研究也有根據活動量不同給予蛋白質的建議：低活動量者一公克／公斤，中度活動量者一．三公克／公斤，高強度活動者一．六公克／公斤。

一項發表在《*Annals on Internal Medicime*》的系統性回顧研究，探討高蛋白飲食對腎功能的影響，針對一千六百二十四位四十二～四十八歲的女性追蹤十一年，結果顯示：對於腎功能正常者，高蛋白攝取不會導致腎功能下降；高蛋白飲食對於已有輕度腎功能異常者，特別是來自動物性蛋白質（禽肉、紅肉等，排除乳製品），可能會加速腎功能惡化。

高蛋白飲食不是好處多多，還要注意什麼？

優質蛋白質：建議選擇優質蛋白質，大豆製品、魚類、海鮮類、蛋類、肉類等原型食材，減少加工製品。

飽和脂肪酸：留意紅肉（豬、牛、羊等）的攝取量，相對油脂、飽和脂肪酸較多，攝取過多飽和脂肪酸會提高血中膽固醇的濃度和增加心血管疾病的風險。避開油炸、焗烤烹調方式，減少健康危機。

沒有腎臟疾病的人不要一味攝取高蛋白質食物，要依照自己的需求評估蛋白質攝取量，以及選對食材，減少加工品，並採取健康的烹調方式，才能維持身體健康，預防疾病發生；有腎臟疾病者需要控管蛋白質攝取量，即時調整飲食，避免更加損害腎臟。

菠菜、豆腐一起吃會腎結石？

飲食案件說明

不少人應該聽過「**菠菜和豆腐不能一起吃，會腎結石**」，這是流傳已久的飲食迷思，其實已經澄清多年，到現在臨床還會有被個案詢問。

健康真相揭露

菠菜和豆腐一起吃，反而會減少結石的發生率，因為草酸與鈣會在腸道中結合形成草酸鈣，隨著糞便排出。

營養偵探解析

結石有許多原因，草酸鈣結石約 60%，草酸鈣合併磷酸鈣結石約 10%、磷酸鈣結石約 10%，其他還有像是尿酸結石、半胱氨酸結石、鳥糞石結石。**草酸鈣比例最高**，菠菜、豆腐不能一起吃的飲食迷思，是因為菠菜含有草酸，板豆腐含有鈣質，傳言一起吃會結合成草酸鈣，導致結石。

其實草酸與鈣質在腸道中結合的草酸鈣，**不會被腸道吸收，並經由糞便排出**。攝取高草酸食物時，反而建議與含有鈣質的食物一起吃，可以減少身體對草酸的吸收率。草酸高的食物（如菠菜、芥藍菜、莓果類等）因缺乏鈣質，草酸反而會被腸道吸收，經由腎臟代謝，提高腎結石的風險。攝取草酸加上鈣質的食物，算是一種預防結石的機制。另外提醒，需要補充足夠水分，才能避免腎結石的發生率。

雞蛋生吃比熟食營養？雞蛋不能吃蛋黃？

飲食案件說明

不少老饕喜歡吃壽喜燒，將煮好的肉沾生蛋液、生雞蛋拌飯、丼飯上打顆生雞蛋或溫泉蛋等，吃起來非常美味，曾有民眾詢問雞蛋要吃生的還是熟的好？煮熟後是不是會流失蛋白質？營養價值有不同嗎？同時，營養諮詢門診常被詢問像是「雞蛋只能吃蛋白，不能吃蛋黃？」或「蛋黃不是磷很高？膽固醇也高？腎臟病友是不是不能吃？」

健康真相揭露

生蛋要留意吸收率和食安的問題，吃熟蛋較佳。腎友不是完全禁止吃蛋黃，是要控制分量，最重要的是降低加工製品來源的蛋白質，減少高磷食物！

營養偵探解析

雞蛋煮熟吃，吸收率與安全性更高

雞蛋煮熟後，蛋白質及大部分營養素都存在，熟蛋也屬於高生物價的蛋白質食物（優質蛋白質）。生雞蛋與熟雞蛋的蛋白質吸收率有差異，生蛋的蛋白質吸收率約 50%，熟蛋的蛋白質吸收率約 90%，**熟蛋的蛋白質吸收率效益比較高！**

生蛋白中含有卵白素（Avidin），又稱抗生物素蛋白，容易與生物素結合，降低生物素吸收率，加熱烹調則會破壞卵白素；長期大量吃生蛋可能會缺乏生物素，生物素是維生素 B 群的成員之一，為身體多種生理反應的重要輔酶，參與醣類代謝，以及維持頭髮、皮膚、黏膜的健康。

另外，吃生蛋需要擔心是否會有**沙門氏桿菌的感染**，如果附著在雞的糞便中，雞蛋沾染到糞便且沒有清洗乾淨，又沒有烹煮將細菌殺死，可能造成食物中毒。以營養師的角度，通常建議吃熟蛋。

蛋黃高磷可以吃嗎？

雞蛋的營養成分依據衛福部的食品營養成分資料庫，雞蛋的**「蛋白」含 60%蛋白質，磷只有 4%，「蛋黃」含有 40%蛋白質，磷高達 96%**；另外，膽固醇也存在於蛋黃中，腎友確實要多留意。

不過蛋黃還有其他營養素，像是卵磷脂、維生素 A、D、E、葉酸等；高磷食物首先要避免同為含有蛋白質食物的加工製品，加工過程會加入磷添加物，且屬於無機磷，吸收率高達 80 ～ 100%！相比天然食物中的蛋黃，磷吸收率約 40%～60%，吸收率差很多。雞蛋可以吃全蛋，獲取完整的營養素，但請適量，攝取過量，一整天的蛋白質、磷含量也會超標！

蛋黃高膽固醇可以吃嗎？

雞蛋膽固醇高不能吃的飲食迷思，《選食：營養師的一日三餐減醣餐盤》有說明過，目前美國、臺灣的飲食指南已不訂定膽固醇限量，體內膽固醇 70 ～ 80%是內生性膽固醇，是自己身體合成的，20 ～ 30%來自於飲食中，主要是食物中的**飽和脂肪酸**，應該減少高飽和脂肪酸的食物，像是油炸物、三層肉、五花肉、動物皮、動物油、奶精等，所以可以適量食用雞蛋。

雞蛋一天可以吃多少？

一項發表在《*Cholesterol*》的文獻綜述，探討「健康人吃雞蛋對膽固醇的影響」，此篇文章指出，雞蛋雖含高量膽固醇，但其磷脂質等成分可能抑制腸道膽固醇吸收，健康人每天吃超過一顆蛋，沒有顯著提高 LDL ／ HDL 的指數，也未顯著提升心血管疾病的風險。

依據衛福部每日飲食指南建議，一般健康人可以每天吃一顆蛋，但若膽固醇過高，曾罹患動脈血管阻塞、肥胖、脂肪肝患者或醫囑特別吩咐者等，建議每天應少於一顆蛋黃。

另外，要注意以健康方式烹調，若採取油炸、高溫的烹調方式，或是添加過多奶油、美乃滋等，會攝取較多飽和脂肪，提高心血管疾病的風險。

黑色食物護腎？要多吃黑芝麻、黑棗，適合腎友嗎？

飲食案件說明

腎友：「聽說黑色食物補腎？多吃對腎臟很好，像是五黑粉、五黑茶、黑芝麻、黑米、黑棗等。」不少人聽過以中醫角度的說法：黑色食物養腎，且含較多花青素。真的比較營養嗎？

健康真相揭露

依疾病狀況、治療目標、營養需求調整飲食模式。不建議以食物顏色來當作選擇飲食的方式。

營養偵探解析

根據中醫理論的五行五色飲食法，五行為木火土金水，顏色分別代表綠紅黃白黑，也對應五臟「肝心脾肺腎」，多吃相對應顏色的食物，對提升身體健康有幫助。**不過針對有疾病者，必須依照疾病狀況、治療目標、營養需求，調整飲食模式，**

才能達到最佳的控制目標。

並非所有黑色食物都適合腎友

有些人對黑色食物的印象是含有豐富的花青素、鐵質，但不是每一種黑色食物都適合腎友。例如五黑粉，以黑豆、黑米、黑芝麻、桑葚、黑枸杞製作而成，有些還會添加核桃。含有高磷的黑芝麻、核桃、黑米，高鉀的果乾桑葚、黑枸杞，腎臟功能不佳者攝取過量這些高磷及高鉀食物，小心增加腎臟負擔！

不管中醫、西醫，都會依照個體化調整藥物處方，補腎也因人而異，不建議盲目自行食補，建議先詢問醫師、營養師，選擇適合的飲食模式。

食物顏色不能決定營養價值

每種顏色食物含有不同營養素，對身體都有益處，以五行五色飲食法中的五色食物來看營養素有哪些，舉例如下表：

顏色	各類食物舉例	所含營養素舉例
綠色	菠菜、花椰菜、芹菜、奇異果、哈密瓜、綠豆、酪梨、南瓜籽	葉綠素、葉黃素、玉米黃素、維生素C、葉酸、鉀、鎂、磷、膳食纖維
紅色	番茄、紅椒、草莓、西瓜、紅豆、藜麥	茄紅素、花青素、β－胡蘿蔔素、維生素C、鉀、磷、膳食纖維

顏色	各類食物舉例	所含營養素舉例
黃色	黃椒、鳳梨、芒果、柑橘、南瓜、玉米、地瓜	葉黃素、玉米黃素、β－胡蘿蔔、維生素A、C、鉀、膳食纖維
白色	白蘿蔔、大蒜、洋蔥、梨子、白木耳、山藥、薏仁、蓮子、蓮藕、白芝麻	硫化物、槲皮素、多酚、鉀、膳食纖維
黑色	黑木耳、葡萄、藍莓、櫻桃、桑葚、黑棗、黑豆、黑芝麻、黑米	花青素、多酚、鐵、鎂、膳食纖維

每一種食物都含有許多營養素（包含植化素），不能依據食物顏色來當作飲食選擇方式，腎友要依照個別化調整飲食模式，攝取足夠熱量、適量蛋白質和控管礦物質磷、鈉、鉀的總攝取量，才能達到最佳的疾病控制目標。

吃黃豆會尿酸高、痛風，可能影響腎臟？

飲食案件說明

「黃豆高普林會讓尿酸變高，引起痛風，還會使腎臟功能惡化？」不只腎友詢問過，包含痛風、高尿酸者，甚至一般民眾都常提出這個問題，對黃豆食物充滿戒心。

健康真相揭露

高尿酸、痛風確實會影響腎臟健康，但黃豆不是導致高尿酸、痛風的主因。

營養偵探解析

高尿酸、痛風會增加腎臟負擔，但高尿酸不一定會引起痛風

高尿酸、痛風確實都會增加腎臟病的風險，血液中的**尿酸大部分是由腎臟排出**，尿酸愈高，表示在腎臟中的濃度愈高，

容易產生結晶沉澱在泌尿道及腎臟內，進而損害腎臟功能，有腎臟疾病者一定要控管好尿酸。

但高尿酸不一定會引起痛風！尿酸是普林的代謝產物，而普林是細胞內 DNA、RNA 的成分之一，**尿酸 80%由人體代謝產生，20%才是由飲食攝取含普林食物而得**，普林代謝異常會導致高尿酸血症，高濃度的尿酸容易累積在關節、腳趾、手指等形成痛風結石，而造成發炎反應產生腫脹、疼痛，引起痛風，所以尿酸是痛風的元凶。**痛風的人通常尿酸高，但高尿酸血症不一定會引起痛風。**

黃豆不是導致痛風的主因

衛福部資料顯示，有一項國內研究針對**「食物與痛風的相關性」**，學者分析哪些食物可能誘發痛風，其中約有 60%發作前有喝「啤酒」，其次 18%是「海鮮」，14%是「內臟類食物」，其他 8%與生活型態有關（如暴飲暴食、熬夜等），但黃豆和其製品幾乎不是誘發痛風的原因。

發表於《*New England Journal of Medicine*》前瞻性世代的研究，追蹤四萬七千一百五十位四十～七十五歲的男性長達十二年，結果顯示攝取較多「肉類」及「海鮮」的人有較高痛風的風險，但吃植物性食物（如豆類、菇類）和乳製品，不會提高痛風的風險。

根據目前許多研究指出，黃豆及其製品不是誘發高尿酸、痛風的主因，**日常飲食適量吃黃豆及其製品是可以的。除非是「急性痛風發作」時，要採取低普林飲食模式，這時必須嚴格控制，建議避開（黃豆是高普林食物，豆漿是中普林食物）。**

預防痛風飲食這樣做

痛風發作痛不欲生，日常飲食該如何留意？有哪些飲食地雷該注意呢？參考臺灣痛風與高尿酸血症診治指引的建議如下：

1. 足夠水分：補充足夠的水分以預防痛風發作及減少尿酸結石，一般成年人每日攝取水分是體重的三十～三十五倍，有痛風者更需要補足水分。

2. 避免飲酒：酒精會在體內代謝成乳酸，加速尿酸形成，並與尿酸競爭代謝途徑，尤其是啤酒最容易導致痛風發作。

3. 避免含果糖飲料：果糖會抑制人體的尿酸代謝，減少手搖飲、碳酸飲料、果汁，以新鮮水果取代果汁。

4. 減少高油食物：高脂肪食物會抑制尿酸排泄，應減少油炸、肥肉、動物皮等高油食物。

5. 減少高普林食物：蛋白質類像是內臟、海鮮（海參、海蜇皮除外）、肉類應適量；蔬菜類如乾香菇、乾紫菜應適量。

6. 維持標準體重：肥胖應慢慢減重，「快速減重」會造成體內組織分解產生普林，有引起急性痛風發作的風險。

前面提到尿酸 80％由人體代謝產生，20％是飲食，要把尿酸降下來，按時服藥很重要，平時維持規律運動、良好的生活作息，才是遠離痛風的不二法門。

香菜水可以幫助腎臟排毒？

飲食案件說明

腎友：「喝香菜水可以幫助腎臟排毒？是一種養生療法？」常聽見很多不同排毒素相關的食療法，還有腎友和我分享洋香菜（又稱荷蘭芹、歐芹）才有用，不能選擇臺灣香菜，到底是什麼成分幫助排毒？真的有效嗎？

健康真相揭露

沒有足夠臨床證據支持有效，白開水是最好的選擇。

營養偵探解析

香菜含有維生素 A、C、葉酸、鉀、鎂等營養素，還有植化素類黃酮、多酚、生物鹼，雖然有動物實驗顯示香菜水可能有保護腎臟的作用，但畢竟目前針對香菜與腎臟功能的研究，大多仍停留在**動物實驗**，沒有足夠臨床實驗證實有效。

不管是洋香菜還是臺灣香菜，皆屬於鉀離子豐富的食物，製作成香菜水取代日常飲用水會讓腎功能不佳、高血鉀者的血鉀更高，進而導致心律不整、嚴重者心臟會停止，非常危險，腎友最好的液體補充還是以白開水為主。

綠拿鐵、精力湯助排毒，人人都適合嗎？

飲食案件說明

腎友：「早上喝綠拿鐵（蔬果汁）或精力湯，幫助排便又排毒。」「蔬菜要吃有機的比較好，有機蔬菜生吃最營養。」這類飲品雖然名稱不一，像是綠拿鐵、蔬果汁、精力湯、元氣飲等，但通常都被認為是健康飲品，一杯就可以補充許多營養素（膳食纖維、維生素、礦物質等），生鮮蔬菜不加熱也可以避免營養素流失，但真的適合腎友嗎？

健康真相揭露

隱藏的高鉀、高磷食材，喝錯小心增加腎臟負擔！

營養偵探解析

健康飲品適合所有人嗎？

綠拿鐵、紫拿鐵、紅拿鐵、精力湯、元氣飲等，皆是以天然原型食材如生鮮的蔬果為基底，有些會搭配穀類、燕麥、堅果類、豆類、乳品類（鮮乳、優格、優酪乳）等攪打製作而成，富含膳食纖維、維生素、礦物質、植化素，可以幫助維持腸道健康、抗氧化、提升身體保護力。

不過不適合所有人，尤其是腎功能不佳者，生鮮蔬果含有豐富的鉀，穀類、燕麥、堅果類、乳品類富含磷，腎功能不佳者大量攝取高鉀又高磷的食物，會加重腎臟負擔。

腎友適合的綠拿鐵怎麼做？

食材建議避開高磷的堅果類、乳品類、未精製穀類，以液態的橄欖油、苦茶油、亞麻仁油等取代堅果類，優質蛋白質可以選擇豆漿取代乳品類，避免磷攝取過量。而限鉀的腎友，建議蔬菜先汆燙，不留菜汁再去攪打，水果選擇低鉀水果（高低鉀食物詳見第一七八頁），避免鉀攝取過量。不管什麼飲品都要控制攝取量，每天一杯即可，不要當作飲用水喝。

發酵食物有好菌，助排毒？

飲食案件說明

腎友：「聽說發酵食物有好菌，對身體很好，像是優格、優酪乳、起司、味噌、納豆、豆腐乳、泡菜、水果醋等，還會多一些營養，可以助腸胃、助排毒，對腎臟也很好。」

健康真相揭露

選購發酵食品類時，建議看清楚食品成分、營養標示，避免增加腎臟負擔。

營養偵探解析

發酵食品類多元，像是優格、優酪乳、起司、味噌、納豆、豆腐乳、泡菜、水果醋等。有研究顯示某些發酵類食物會產生益生菌、短鏈脂肪酸等，有利腸道健康，還有助於抗氧化。但要留意，發酵食品可能添加過多鹽分和食品添加物，小心鈉、磷含量攝取過多，還有一些屬於高蛋白質的食物。

1. 鈉含量：味噌、泡菜、豆腐乳等在發酵、調味過程中可能添加過多鹽分，導致鈉含量增加，必須注意攝取量。

2. 蛋白質含量：優格、優酪乳、起司、納豆等屬於富含蛋白質的食物，執行低蛋白飲食的腎友要特別留意。

3. 磷含量：豆腐乳、泡菜等加工食品有可能加入含磷的食品添加物，像是磷酸鹽、磷酸鈉等。另外，乳製品的優格、優酪乳、起司也屬於高磷食物，必須留意攝取量。

4. 鉀含量：發酵類的蔬果，像是泡菜、榨菜、酸菜等，除了小心鈉含量，這些屬於高鉀食品，限鉀者要注意攝取量。

有一項**動物實驗是味噌與高血壓的相關研究**，選擇有高血壓的實驗鼠，分三組飲食組別，低鹽飲食（飼料中含有 0.3%食鹽）、高鹽飲食（含有 2.8%食鹽）、味噌飲食組（含有 2.8%味噌），追蹤六十三天後，高鹽飲食組已經出現腦中風，但低鹽及味噌組的實驗鼠血壓上升、腦中風致死率的情形都比高鹽組低，表示味噌雖然含鹽量較高，但與低鹽飲食的組別一樣，都有預防中風的作用。

腎友並非嚴格禁止發酵類食品，建議選購時看清楚食品成分、營養標示，盡量避開含有磷的添加物，以及注意鈉、蛋白質的含量；乳製品含高磷，減少攝取較佳，雖然味噌有動物實驗對高血壓有益處，但並非臨床試驗，也屬於含有鈉的調味品，可以部分取代食鹽當作烹煮調味品的選擇，還是要控制鈉的總攝取量。

植物性蛋白比動物性蛋白好？吃素對腎臟比較好？

飲食案件說明

曾有個案剛被診斷為慢性腎臟病，非常擔憂，就把飲食型態從葷食改成素食，聽說吃素對腎臟比較好？蛋白質有分植物性、動物性來源，兩者有什麼差異？

健康真相揭露

以健康飲食型態為主，控制好蛋白質和礦物質的攝取量，吃葷、吃素都可以。相比動物性蛋白質，植物性蛋白質的磷吸收率較低，可以減少含氮廢物的產生。

營養偵探解析

根據二〇二四年 KDIGO 的臨床指引，建議慢性腎臟病可以增加植物性食物的攝取量，取代動物性食物，且動物性蛋白質相比植物性蛋白質含有較多**飽和脂肪酸**，會增加心血管疾病的風險，也含有較高的**膽鹼**，會在腸道中形成**三甲胺 N －氧**

化物（Trimethylamine-N-oxide，TMAO），TMAO 近年來被認為是導致心血管疾病發生的重要因子，也可能加速腎功能惡化。建議腎友可以多選擇植物性食物，減少動物性食物的攝取，對腎臟有益處。

腎臟不好不能吃肉？

腎友要著重於整天的蛋白質總攝取量，以及選擇優質的蛋白質來源。品質好的蛋白質來源，像是植物性蛋白質來源的大豆類（如黃豆、黑豆、毛豆和其豆製品），動物性蛋白質來源（如魚類、海鮮類、蛋類、肉類）。以天然食物來源為主，減少加工製品。只要挑選品質好的蛋白質食物，無論是植物性或動物性蛋白質，都是良好的蛋白質來源，但植物性蛋白質對健康的益處多過動物性蛋白質。

植物性蛋白質有什麼優點

1. 磷吸收率較低：有研究顯示不同食物的磷吸收率大不同，植物性來源食物的磷吸收率 10 ～ 30％，動物性食物的磷吸收率 40 ～ 60％；加工製品的食物吸收率最高，高達 80 ～ 100％，加工食品中的磷添加物屬於**無機磷，吸收率非常高。**腎友應減少加工食品的攝取，避免增加腎臟負擔。

2. 膳食纖維較高：植物性蛋白質（黃豆、黑豆、毛豆和其製品）相較動物性蛋白質（魚類、海鮮類、蛋類、肉類等）含有較多膳食纖維。膳食纖維能維持腸道健康，促進排便，幫助益菌滋長，減少毒素的產生，也有助於排出代謝廢物。

3. 減少發炎反應、改善三高：植物性蛋白質相比動物性蛋白質，含有較多植化素、膳食纖維、鎂等營養素，有助於抗氧化，減少發炎反應，改善血糖、血壓、血脂，對於慢性腎臟病、洗腎、糖尿病腎病變的患者都有益處。

大豆蛋白對腎臟疾病者的相關研究

發表於《*European Journal of Clinical Mutrition*》的系統性回顧分析，**「大豆蛋白與慢性腎臟病的影響」**，九項隨機對照臨床研究，結果顯示攝取大豆蛋白有助於改善慢性腎臟病患者的腎功能指標（肌酸酐、血磷的濃度），也有助改善三酸甘油酯的數值。

發表於《*American Journal of Kidney Diseases*》的隨機雙盲對照臨床試驗，針對一項**「大豆蛋白與牛奶蛋白對洗腎患者的影響」**，發現大豆蛋白有助於改善有高血脂之洗腎者的血脂指標（如低密度膽固醇、高密度膽固醇、三酸甘油酯）和胰島素濃度，大豆蛋白對血脂異常的洗腎患者可能有正向的效益。

發表於《*Journal of Renal Nutrition*》的隨機交叉臨床試驗，針對**「大豆蛋白與第二型糖尿病的腎臟病患者的影響」**，結果發現攝取大豆蛋白可以改善腎臟相關生化指標，降低蛋白尿、尿素氮、血磷、血鈉的濃度，大豆蛋白具有護腎的潛力。

腎臟病不能吃太鹹，要吃無調味水煮餐？低鈉鹽、薄鹽醬油較健康？

飲食案件說明

曾遇過腎臟病患者得知腎功能下降後，知道要吃清淡一點，就餐餐水煮，把油、鹽、醬料都去掉，無奈地說：食之無味，覺得人生也很乏味。

健康真相揭露

清淡飲食不等於水煮餐，也不等於完全無調味。長期吃無調味水煮餐的飲食行為，容易造成營養不良，還可能加速腎臟惡化。標榜「低鈉」、「減鹽」、「薄鹽」、「少鹽」等字樣的相關產品，有些會改使用同為鹼金屬元素的「鉀」取代鈉，若腎功能不佳，鉀離子排泄異常者或有高血鉀、心衰竭等患者要特別留意。

營養偵探解析

腎友雖然要控制鈉（鹽分）的攝取量，但鈉對人體是重要的礦物質，不是愈少愈好，而且食物都沒有添加調味品，會難以下嚥，減低食欲，攝取量減少也會造成熱量不足、營養不良，加速腎臟的惡化。

正確使用調味品可以增添食物風味、促進食欲，維持足夠的熱量攝取，補足營養素，也吃得更開心。

腎友飲食怎麼正確調味？

腎友如果擔心鈉含量超標，可以多選擇辛香料或低鈉調味品，再搭配食鹽和其他調味品：（調味品的選擇詳見第一六二頁）

1. 天然辛香料：增添香氣、風味，還可以攝取到植化素，幫助抗氧化、抗發炎。

2. 低鈉的調味品：白醋、果醋、巴薩米克醋、味醂、糖、風味油（香油、麻油、蔥油、蒜油）、米酒、辛香料（黑胡椒、花椒）等。

鹽選哪一種？含碘鹽、低鈉鹽、進口鹽？

低鈉鹽、減鈉鹽、含碘鹽，還有進口的玫瑰鹽、海鹽、天然岩鹽，哪一種比較好？部分民眾會有進口或昂貴的比較好的迷思。

■ 為什麼建議「含碘鹽」？

根據衛福部資料顯示，國人缺碘比例近一半以上！碘是人體必需營養素，長期缺碘會影響甲狀腺功能、孩童生長遲緩和影響受孕等。為了預防缺碘，部分國家有將碘添加於食鹽裡的碘鹽政策；一九七〇年，臺灣也曾推行碘鹽政策。由於飲食多元化，進口鹽品變多，目前碘鹽與無碘鹽並存，民眾可依喜好自行選購，不過市場上的無碘鹽比例比含碘鹽還多。

■ 天然食物有限，碘鹽是最簡單的方法

天然食物中，含有碘的食物存在於海藻類食物（如海帶、紫菜、髮菜、珊瑚草、海苔、裙帶菜、昆布）和乳品類。不過以我國的飲食型態來看，大部分人鮮少會攝取到海藻類食物，乳品類攝取也不足，腎友又要限制乳品類攝取量。另外，外食比例高，很多都是使用無碘鹽或進口鹽。

目前市售許多進口的玫瑰鹽、海鹽、岩鹽等，若不額外添加碘，含碘量極少，幾乎沒有，所以使用「碘鹽」是最簡單便利的補碘方式。購買時記得認明包裝上有「含碘」或「加碘」標示的鹽品，才能真正補到碘。

每日碘的建議量為孩童九十～一百二十微克、成人一百五十微克、孕婦二百二十五微克，每公克的含碘鹽就含有二十～三十三微克的碘，每天一茶匙（五公克）的鹽，就可補充約一百微克的碘。

碘鹽該怎麼正確使用？碘鹽不耐高溫，食物烹煮時間愈久，碘的流失率愈高，不管任何料理，建議烹煮最後再添加碘鹽，可以增加碘的留存。不管是任何族群都要重視碘缺乏的問題。

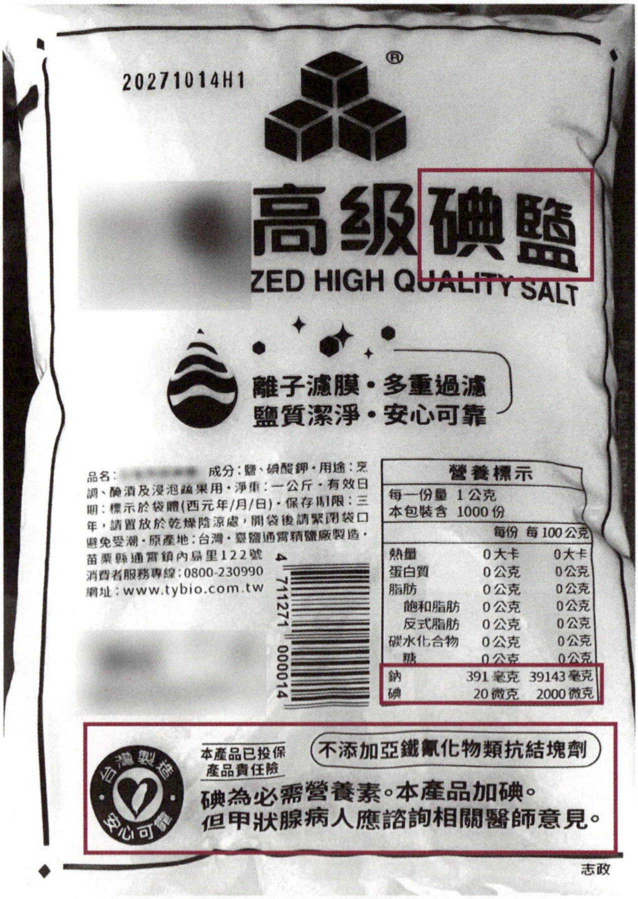

圖 5-1　含碘鹽標示

貧血要多吃紅肉、紅豆補血？腎性貧血是什麼？

飲食案件說明

腎友：「我貧血好嚴重，親友說要多吃紅肉，像是牛肉、羊肉，還有紅豆、紅鳳菜也可以補血？」

健康真相揭露

根據貧血的原因決定處置，腎性貧血不等於缺鐵性貧血，須遵循醫師囑咐治療。缺鐵性貧血可以適量補充紅肉，紅豆屬於高磷食物，腎友必須留意。

營養偵探解析

腎性貧血不等於缺鐵性貧血

腎功能衰退的腎友，尤其是慢性腎臟病第四～五期時，因腎臟分泌的**紅血球生成素不足**，無法使骨髓製造足夠的紅血球，導致貧血，醫師通常會開立**紅血球生成素的藥物施打或口**

服用藥。

腎友也有可能是**發炎性貧血**，尿毒素堆積在體內，導致紅血球的壽命減短，進而導致貧血，請遵循醫師囑咐治療，改善發炎反應。

缺鐵性貧血怎麼補充？

部分腎友也有可能合併缺鐵性貧血，鐵是製造血紅素的重要營養素，血紅素存在於紅血球內，負責攜帶氧氣到各部位。除了補充鐵劑，食物中的鐵質會根據來源吸收率不同，像是動物性來源的食物屬於血基質鐵（Heme Iron），吸收率比植物性食物來源的非血基質鐵（Non-Heme Iron）高，如下表：

形式	血基質鐵	非血基質鐵
食物來源	**主要為動物性來源的食物**：紅肉（豬、牛、羊）、豬血、鴨血、豬肝、文蛤、牡蠣等	**主要為植物性來源的食物**：紅豆、小麥胚芽、綠葉蔬菜（紅莧菜、紅鳳菜）、黑豆
特性	吸收率約 15 ～ 35%	吸收率約 2 ～ 20%，且容易受到植酸、草酸等影響吸收率，相較動物性食物低 ＊搭配維生素 C 可以輔助提升吸收率，像是芭樂、柑橘類、奇異果等

＊茶、咖啡、可可含有多酚類，會影響鐵質的吸收，建議避免與含鐵食物同時攝取。

動物性來源的食物：含有蛋白質，相對飽和脂肪酸也較高，應適量不過量。若選擇紅肉來補充鐵質，建議挑選油花較少的部位，牛肉的板腱肉、腰內肉及後腿肉，豬肉的里肌肉及嘴邊肉，小心飽和脂肪酸攝取過量也會增加心血管疾病的風險。

植物性來源的食物：可以選擇汆燙的綠葉蔬菜搭配維生素C的水果，汆燙後可以減少草酸、鉀的含量（記得不要喝菜湯）。紅豆、小麥胚芽等屬於相較高磷的食物，可以透過浸泡減少磷、植酸的含量，不過腎友仍必須留意攝取量。

貧血原因很多元，紅血球生成素不足、慢性發炎、缺乏營養素（鐵質、維生素 B_6、B_{12}、葉酸等）都有可能，根據具體情況來決定處置，遵從醫囑治療。

腎臟病缺鈣，要多食用牛奶、黑芝麻、小魚乾？

飲食案件說明

許多腎友擔心缺鈣會增加骨質疏鬆、骨質病變等風險，尤其是對較年長的腎友而言，更要關注缺鈣的問題。補鈣的良好來源會聯想到牛奶、黑芝麻、小魚乾等，覺得天然的食物比吃鈣片補充劑來得好，這些食物真的適合腎友嗎？

健康真相揭露

乳製品、黑芝麻、小魚乾確實含有豐富的鈣質，但也屬於高磷食物。對腎友來說並非補鈣的最佳選擇，建議食用時搭配磷結合劑。缺鈣可以考慮選擇補充劑。

營養偵探解析

為什麼腎友缺鈣機率高？

1. **高血磷**：腎臟病患者無法有效排出磷離子，**血液中的磷**

離子過高，高血磷與血鈣結合形成磷酸鈣沉積，進而導致血中的鈣質下降。

2. 副甲狀腺素增加：高血磷、低血鈣會造成副甲狀腺素分泌增加，導致骨質中的鈣質釋出以維持血鈣濃度，長期下來會提高骨質疏鬆、骨折的風險。

3. 維生素 D 生成減少：腎臟負責活化維生素 D，維生素 D 亦影響著鈣質的吸收。腎功能不佳，活化維生素 D 的效率受阻，也導致腸道吸收鈣質的效率下降。

依據衛福部「國人膳食營養素參考建議量第八版」建議，一般健康成年人每日鈣質攝取量為一千毫克；美國 KDOQI 二〇二〇年飲食建議，針對第三、四期慢性腎臟病腎友，若無服用活性維生素 D，建議每日鈣質攝取量為八百～一千毫克，包含從飲食、鈣補充劑中獲得，以維持體內的鈣平衡。

乳製品、堅果類高鈣也高磷

乳製品確實是高鈣食物，但也屬於高磷食物，**而且磷吸收率高，不容易被磷結合劑有效螯合，建議腎友要特別留意相關產品。**

堅果類像是黑芝麻、杏仁、榛果、開心果、奇亞籽等含有鈣質，也含有礦物質磷、鉀等；海鮮乾貨，如小魚乾、蝦米、蝦皮等有豐富的鈣質，也屬於高磷食物，乾貨還要留意鈉可能過高。這些食物不適合腎友當作補鈣的主要食物來源，以避免血磷過高。

飲食中要適當搭配磷結合劑，減少磷的吸收率，避免血磷過高，增加腎臟負擔。

腎友補鈣來源

1. 豆製品：板豆腐、豆干、干絲等有添加食用石膏（硫酸鈣）屬於高鈣食物，也屬於高蛋白質食物，可以取代肉類並留意攝取量。

2. 強化食品：市售有鈣質強化的高鈣豆漿，額外添加鈣的機能性食品，但要記得選擇無磷添加物的產品。

3. 補充劑：若有缺鈣的腎友可以考慮選擇鈣質營養補充劑，直接補充鈣質。

維生素 D 對腎臟有益處？腎友缺乏維生素 D 比例高

飲食案件說明

「聽說維生素 D 對身體有好多益處，對腎臟也很好，可以補充嗎？」確實近年來有很多研究顯示，維生素 D 有助於預防糖尿病、骨質疏鬆、增強免疫力、防癌等，好處多多，腎友可以吃嗎？

健康真相揭露

可以補充。腎友缺乏維生素 D 比例比健康人高，目前有臨床研究指出維生素 D 對腎臟有益處。但仍需均衡飲食、規律運動、正確用藥才能維護腎臟健康。

營養偵探解析

腎友缺乏維生 D 高達六～八成

人體獲取維生素 D 後需要經過肝臟，再經由腎臟中的酵素才能活化成具有生理活性的維生素 D_3，腎友因腎臟功能不佳，**活化維生素 D 的效率就會下降**，所以維生素 D 缺乏率高。另外，**身體處於異化作用**、發炎反應、代謝性酸中毒時，會抑制腎臟中 1α- 羥化酶（活性維生素 D 的酵素）的活性，降低維生素 D 的合成。**維生素 D 的食物可能相較攝取較少**，像是魚類、蛋類、奶類，這些食物含有維生素 D，同時富含蛋白質，腎友執行低蛋白飲食時這些食物的攝取量也會受限。有研究指出腎臟病缺乏維生素 D 的比例約 60 ～ 80%，腎友要特別留意。

維生素 D 對腎臟有益處嗎？

維生素 D 是身體重要的營養素之一，有助於促進腸道增加鈣質的吸收、預防骨質疏鬆、減少骨折，還有增強免疫力、抗發炎、預防糖尿病、癌症等多種益處。

有研究顯示，腎臟病患者缺乏維生素 D 會增加死亡率、心血管疾病、骨折等風險。也有研究顯示，腎臟病患者補充維生素 D 有改善蛋白尿、血壓、發炎反應和心血管的益處。

國人維生素 D 缺乏率高，如何獲取？

依據國民營養健康狀況變遷調查及臺灣中老年人研究顯示，**國人缺乏維生素 D 的比例約六～七成**，更多女性比男性有維生素 D 缺乏問題，推測原因是女性出門時會做好充足的防晒措施。而且在臺灣，居住在北部缺乏維生素 D 的機率比南部高，主因是北部高樓大廈較多，而南部或離島民眾晒到太陽的機率比較高；素食者又比葷食者更缺乏維生素D。

維生素D有陽光維生素之稱，人體可以從**皮膚**接收陽光獲取維生素D，皮膚接觸陽光就能合成維生素D，提供身體所需，有項澳洲的研究，每天將臉、手臂日晒約十～十五分鐘，就能獲取足夠的維生素D。

不過，**膚色**差異也會影響維生素D的合成。有項研究，受試者皆為健康人二十歲左右，分別有白人、東亞人、印度人與黑人，血清維生素D濃度相近，以相同劑量照射陽光後，發現白人維生素D濃度最高，再來是東亞人，印度人與黑人顯著較低！淺膚色者合成維生素D效率比深膚色者相對較高。

維生素D也可以從天然食物的**菇類**及**多脂魚類（鯖魚、秋刀魚、鮭魚、沙丁魚等 Omega-3 豐富的魚類）**、**雞蛋**、**乳品類**中獲取；但菇類在栽培過程中要經過紫外線照射才會有較高的維生素D，且烹調時要**搭配油脂一起食用，才容易被人體吸收**，因為維生素D是脂溶性的；至於乳品類，現在國內外都有額外添加維生素D於牛奶及奶粉中，像美國及加拿大因緯度高、冬季長，有強化維生素D於牛奶中的國家政策，臺灣現在市售上也有添加維生素D的強化奶可供民眾做選擇。

根據國人膳食營養參考建議量第八版，〇～五十歲維生素D建議量為十微克（400IU），五十歲以上為十五微克（600IU）。若想知道維生素D夠不夠，可以抽血檢驗，不足再考慮購買維生素 D 保健食品；維生素 D 不是吃愈多愈好，過量可能造成維生素 D 中毒，導致高血鈣症，也可能造成身體負擔。

魚油對腎臟有益處？

飲食案件說明

腎友：「聽說魚油對腎臟很好，可以保護腎臟？」有許多研究指出魚油對健康有很多益處，魚油含有 Omega-3 多元不飽和脂肪酸，對心血管疾病、腦部、腎臟等都有保護作用。魚油可以從天然食物中攝取到，目前市面上也可以買到相關的保健食品直接補充，但魚油真的有那麼厲害嗎？

健康真相揭露

魚油保健品視需求補充，有臨床研究指出，魚油有助於抗發炎、降低蛋白尿，但切記保健食品不能取代藥物治療。

營養偵探解析

Omega-3 為什麼重要？

Omega-3 多元不飽和脂肪酸是一種**必需胺基酸**，需要從食物中攝取，人體無法自行合成。Omega-3 在人體中扮演重要的角色，影響著腦部、眼睛、神經系統、心血管等健康。

根據二〇二〇年 KDOQI 慢性腎臟病的指引，第三～五期的腎友建議每天攝取約二公克 Omega-3 不飽和脂肪酸，有許多研究指出 Omega-3 對腎臟有諸多好處：（Omega-3 詳見第一〇五頁）

1. 降低心血管疾病：腎友常有血脂代謝異常的現象，Omega-3 可以幫助降低三酸甘油酯，改善低密度膽固醇的濃度，預防中風、動脈硬化等心血管疾病的風險。

2. 抗發炎：尿毒素累積會增加身體的氧化壓力、發炎反應等現象，Omega-3 能幫助抗發炎、抗氧化、調節免疫力，預防慢性發炎及感染現象。

3. 降低蛋白尿：Omega-3 能降低腎臟發炎、增加腎絲球過濾率，進而改善蛋白尿濃度。

魚油與腎臟相關性

發表於《*Clinics*》的系統性文獻回顧，針對「**Omega-3 與慢性腎臟病**」的臨床研究，蒐集九項隨機對照實驗，總共四百四十四位慢性腎臟病患者，發現補充 Omega-3 能減少蛋白尿，有助於降低腎功能惡化的風險。

另一項系統性回顧分析發表於《*BMC Nephrology*》，蒐集十三項的隨機對照實驗，針對「Omega-3 對慢性腎臟病」的相關臨床研究，結果顯示補充 Omega-3 有助於降低總膽固醇及三酸甘油酯，並增加超氧化物歧化酶（SOD），穀胱甘肽過氧化物酶（GPx）的活性，增加抗氧化能力，所以補充 Omega-3 對腎臟有保護的潛力。

一項發表於《*BMJ*》的世代研究，蒐集十九項「Omega-3 與腎臟病」的相關性，總共二萬五千五百七十位，發現補充海鮮來源的 Omega-3，讓血液中 Omega-3 濃度較高者，罹患慢性腎臟病的風險較低，研究支持食用海鮮來源的 Omega-3 有預防腎臟病發生率的潛力。

建議要補充魚油前或任何營養補充品時，先與專業醫療人員討論，以評估其個人健康狀況的適用性及安全性，並非每個人都適用。例如魚油不建議與凝血功能不全，或與使用抗凝血劑（阿斯匹靈、Warfarin）一同服用，如果日常飲食能攝取足夠的魚類，可能不需要額外服用 Omega-3 補充劑，若是茹素者或魚類攝取少者，可以考慮食用補充劑，以免 Omega-3 缺乏。

魚油、魚肝油吃錯差很大

曾有腎友因為知道吃魚油對身體很不錯，但市售上有魚油和魚肝油這兩種保健食品，因不清楚差別，誤以為只是標示不同，便二種交替食用。其實魚油、魚肝油雖然只有一字之差，卻天差地遠。

項目	魚油	魚肝油
來源	魚類的油脂	魚類的肝臟
營養成分	Omega-3 不飽和脂肪酸（EPA、DHA）	維生素 A、維生素 D
對身體的益處	抗發炎、降低三酸甘油酯、幫助腦部發展。	維生素 A 預防乾眼症及夜盲症；維生素 D 幫助鈣質吸收，維持骨質健康。

益生菌可以逆轉腎？菌種、菌株傻傻分不清？

飲食案件說明

「市售有標榜保護腎臟的益生菌？聽說可以逆轉腎？真的嗎？」市面上益生菌百百種，菌種、菌株不同，功效也不太相同，有特殊機能性菌株對腎臟有保護作用？是真的有效果嗎？

健康真相揭露

益生菌只能輔助維持健康，沒有足夠的臨床研究證實有醫療效能，不能逆轉腎！

營養偵探解析

益生菌與腎臟相關臨床研究

發表於《*Advances in Therapy*》隨機、雙盲、交叉臨床試驗，針對**「益生菌與慢性腎臟病」**的臨床研究，蒐集四十六位慢性腎臟病第三～四期的患者，分為兩組，一組每天給予益生菌（九百億益生菌，內含有嗜酸乳桿菌、長雙歧桿菌和嗜熱鏈球菌），一組安慰劑，三個月後互換，共追蹤六個月，結果顯示，補充益生菌有助於改善腎臟指標（尿素氮和肌酸酐的數值），也改善了生活品質。

一項《*Frontiers in Nutrition*》的國內研究，包含動物及臨床實驗，針對**「益生菌對慢性腎臟病」**的影響，招募五十三位慢性腎臟病第三～五期的患者，平均年齡六十八．七歲，追蹤六個月，每天早晚各給予一顆益生菌膠囊（內含嗜酸乳桿菌、長雙歧桿菌、比菲德氏雙歧桿菌），結果顯示有減少體內毒素、發炎指標的數值（如 TNF-*α*、IL-6 等），表示補充益生菌可能有助於延緩腎臟的惡化。

健康食品不能取代藥物

依照上述的臨床實驗，益生菌有助於減少發炎反應、內毒素，對腎臟有保健作用，但益生菌仍屬於健康食品，只能輔助治療，幫助身體維持健康，沒有醫療效能，不能取代藥物、不能當作治療疾病使用，也不會逆轉腎。

不管是哪一種保健相關的食品，就算有**健康食品**認證標章（小綠人標章）、衛福部的**特定疾病配方食品**標示、有實驗證實具有保健功效，或是**有機能性食品**等標示，都只能輔助，沒有療效。腎臟病需要長期追蹤，正規治療才是不二法門。

菌種、菌株傻傻分不清，菌株決定保健功效

益生菌百百種，選購時不免會看標榜什麼功效，廠商也會把添加有專利的益生菌菌名標示出來，但英文名稱那麼長一串，有看沒有懂，益生菌的「菌種」和「菌株」一樣嗎？能決定保健功效要看**「菌株」**，不是菌種！

例如常聽見的「比菲德氏菌」（Bifidobacterium bifidum）為菌種，菌株後面有編號，就像身分證一樣。菌株不同，功效也不同，例如比菲德式菌後面有 **BB14** 為幫助腸道保健、**BGN4** 有助於調整過敏體質、**MB109** 有助於心血管保健、**VDD088** 可能對腎臟有保健作用，民眾選購益生菌時，視需求選擇相關有保健功效的菌株，才能輔助健康。

附錄一

常見食物的鈉、磷、鉀含量

腎友在飲食控制上，除了留意**三大營養素**（蛋白質、碳水化合物、脂肪）的攝取外，**鈉（鹽分）、磷、鉀**等礦物質的攝取量同樣重要，此附錄參考日本營養管理師吉田香美的著作《專門寫給腎臟病患者的食品成分速查典》。臺灣與日本都是亞洲國家，飲食文化有許多相似之處，營養師彙整部分常見食物，包含天然食材、加工製品，還有糕點、零嘴、飲品等營養成分分析，提供腎友選擇食物的參考。實際數值可能因不同國家、店家或食材選用略有差異。

■ 全穀雜糧類（澱粉類）

包含米類（飯類）、麥類（麵粉製品）、根莖雜糧類、乾豆類等，以下所列食物重量以一般食用量或市售常見的一份為基準。未精製胚芽米、蕎麥麵等磷含量相較精製白飯、精製烏龍麵高，麵粉製品的蛋白質相較飯類高，腎友都必須留意攝取量，選擇適合自己的食物。

食物	重量（公克）	熱量（大卡）	蛋白質（公克）	鹽（公克）	鉀（毫克）	磷（毫克）
白飯	160克／碗	224	3.3	0	39.1	45.3
胚芽米飯	160克／碗	223	3.7	0	68.4	90.7
紅豆飯	160克／碗	252	5.2	0	105.7	72
烏龍麵（溼）	180克／球	189.3	4.7	0.6	16.4	32.7
蕎麥麵（溼）	180克／球	237.2	8.7	0	61.4	144
拉麵（溼）	180克／球	356.4	9.6	0.7	154.8	180
米粉（乾）	60克／把	226.5	4.2	0	20.1	35.1
冬粉（乾）	30克／把	104	0	0	10	4
栗子	100	167	2.5	0	420	73.5
義大利麵（乾）	100	378	13	0	200	130
南瓜	100	91	1.9	0	450	43
馬鈴薯	100	76	1.6	0	410	40
蓮藕	100	66	1.9	0	440	74
山藥	100	65	2.2	0	430	27
番薯	100	132	1.2	0	470	46
芋頭	100	58	1.5	0	640	55
玉米	100	92	3.6	0	290	100
玉米罐頭	100	82	2.3	0.5	130	40

■ 豆魚蛋肉類

豆類及其製品：植物性蛋白質包含黃豆、毛豆、黑豆和其製品。

食物	重量（公克）	熱量（大卡）	蛋白質（公克）	鹽（公克）	鉀（毫克）	磷（毫克）
黃豆（水煮）	100	178.5	15.5	0	571.5	193
毛豆（生）	100	136	11.6	0	592	172
嫩豆腐	100	56	4.9	0	150	81.2

食物	重量（公克）	熱量（大卡）	蛋白質（公克）	鹽（公克）	鉀（毫克）	磷（毫克）
板豆腐	100	72	6.6	0	140	110
油豆腐	100	150	10.7	0	120	150
豆皮（油炸）	100	385	18.7	0	55	235
黃豆粉	15 克 / 匙	65	5.3	0	285	77.5

魚類、海鮮類、蛋類、肉類：下表所列為常見的天然食材，以及海鮮類、肉類加工製品。

食物	重量（公克）	熱量（大卡）	蛋白質（克）	鹽（克）	鉀（毫克）	磷（毫克）
沙丁魚	100	108.6	9.9	0.1	155	115
旗魚	100	141	18.3	0.2	430	250
紅鮭魚	100	138	22.5	0.1	380	260
鯖魚	100	326.2	17.2	0.3	320	210
鯛魚	100	194	21.7	0.1	470	240
秋刀魚	100	310	18.5	0.3	200	180
白帶魚	100	265.7	16.5	0.2	290.9	179.7
鱈魚	100	76.7	17.6	0.3	350	230
魷魚	100	88	18.2	0.8	270	250
章魚	100	100	21.3	0	237.5	125
草蝦	100	70	16	0.3	200	183.3
牡蠣	100	60	6.7	1.3	193.3	100
文蛤（去殼）	100	41.7	5.8	1.7	158.3	100
雞蛋	100	152	12.4	0.4	130	180
雞腿肉（帶皮）	100	200	16.2	0.1	270	160
雞胸肉（帶皮）	100	191.1	19.5	0.1	300	170
雞柳	100	105	23	0	420	220
鴨肉	100	333.3	14.2	0	216.7	133.3

食物	重量（公克）	熱量（大卡）	蛋白質（克）	鹽（克）	鉀（毫克）	磷（毫克）
豬里肌肉	100	265	19.5	0	310	180
豬五花肉	100	385	14	0	250	140
豬絞肉	100	222	18.6	0.2	310	170
牛腰內肉	100	223.2	18.4	0.1	340	180
牛肩里肌肉	100	410	13.7	0	210	120
牛五花肉	100	515	11	0	160	85

海鮮類及肉類加工製品如下表：

食物	重量（公克）	熱量（大卡）	蛋白質（克）	鹽（克）	鉀（毫克）	磷（毫克）
火腿	15 克／片	18	2.3	0.4	23	39
德國香腸	50 克／根	149	6.4	1.0	100	85
甜蝦	6 克／隻	5	1.2	0	19	14
沙丁魚乾	13 克／條	26	5.0	0.6	90	100
竹筴魚乾	80 克／條	87	10.5	0.9	161	114
干貝（乾燥）	8 克／個	26	5.3	0.5	65	49
櫻花蝦	3 克／茶匙	9	1.9	0.1	36	36
吻仔魚	6 克／茶匙	7	1.4	0.2	13	28
魚丸	18 克／顆	20	2.2	0.3	32	22
鮭魚卵	16 克／湯匙	44	5.2	0.4	34	85
蒲燒鯛魚	100	293	23	1.3	300	300
鹽漬鮭魚	100	154	22.8	3.0	380	230
海瓜子罐頭	40	46	8.1	0.4	4	104
水煮鮭魚罐頭	40	68	8.5	0.2	116	124
水煮鮪魚罐頭	40	28	6.4	0.2	92	64
雞肉罐頭	50	89	9.2	1.1	100	38
牛肉罐頭	50	78	9.6	0.9	90	55

■ 乳品類

食物	重量（毫升／公克）	熱量（大卡）	蛋白質（公克）	鹽（公克）	鉀（毫克）	磷（毫克）
鮮乳	240 毫升／杯	161.1	7.9	0.2	360	222.9
無糖優格	100	62	3.6	0.1	170	100
乳酪	20 克／塊	68	4.5	0.6	12	146
起司片	18 克／片	61	4.1	0.5	11	131
起司粉	6 克／匙	29	2.6	0.2	7	51
煉乳	19 克／匙	63	1.5	0.1	76	46

■ 水果類

新鮮水果以可食重量換算成一百公克來比較，不過每一份水果的分量有所不同。因為水果類含有的蛋白質與鈉含量非常少，故省略。每一百公克高於二百毫克屬於高鉀水果，果乾、果汁也屬於高鉀食物，腎友記得留意攝取量。

食物	重量（公克）	熱量（大卡）	鉀（毫克）	磷（毫克）
香瓜	100	42.1	350	13
哈密瓜	100	42	340	21
香蕉	100	85.6	320	26.7
奇異果	100	52.9	290.6	31.8
小番茄	100	91	290	29
櫻桃	100	61.5	238.5	23.1
木瓜	100	37.7	210	10.8
無花果	100	60	187.1	17.1
水蜜桃	100	40	180	18.2
草莓	100	33.3	173.3	33.3
柿子	100	60	170.3	14.2

食物	重量（公克）	熱量（大卡）	鉀（毫克）	磷（毫克）
芒果	100	64.2	170	11.9
加州李	100	44.1	150.5	14
鳳梨	100	51.3	150	8.8
橘子	100	46.3	150	15
葡萄柚	100	37.9	140	17.1
柳橙	100	39.2	140	24.2
水梨	100	43.1	140	11
葡萄	100	58.8	130.4	14.7
紅西瓜	100	37.1	120	7.9
蘋果	100	54	109.9	9.9
藍莓	100	50	70	10
柿餅	35 克／個	97	235	22
葡萄乾	12 克／湯匙	36	89	11
白桃罐頭	60 克／半顆	51	48	5
鳳梨罐頭	40 克／片	34	48	3
加州李子乾	10 克／湯匙	19	38	4

■ 蔬菜類

生鮮蔬菜以生重一百公克為一份計算，建議以汆燙或水煮等方式烹調後再食用，透過加熱將部分鉀離子溶出至水中，有助於減少鉀的攝取量。有些蔬菜類蛋白質含量相較其他蔬菜高一些，像是菇類，執行低蛋白質飲食者要留意。

食物	重量（公克）	熱量（大卡）	蛋白質（公克）	鉀（毫克）	磷（毫克）
菠菜	100	20	2.2	690	47
韭菜	100	21	1.7	510	31
紫蘇	100	37	3.9	500	70

食物	重量（公克）	熱量（大卡）	蛋白質（公克）	鉀（毫克）	磷（毫克）
芥菜	100	20	1.9	500	64
小松菜	100	14	1.5	500	45
山茼蒿	100	22	2.3	460	44
結球萵苣	100	14	1.7	410	49
白花椰菜	100	27	3.0	410	68
西洋芹	100	15	1.0	410	39
青花菜	100	33	4.3	360	89
糯米椒	100	27	1.9	340	34
牛蒡	100	65	1.8	320	62
生薑	100	30	0.9	270	25
蘆筍	100	22	2.6	270	60
紅蘿蔔	100	37	0.6	270	24
苦瓜	100	17	1.0	260	31
秋葵	100	30	2.1	260	58
四季豆	100	23	1.8	260	41
青江菜	100	9	0.6	260	27
白蘿蔔	100	18	0.4	230	17
茄子	100	22	1.1	220	30
大白菜	100	14	0.8	220	33
番茄	100	19	0.7	210	26
小黃瓜	100	14	1.0	200	36
高麗菜	100	23	1.3	200	27
萵苣	100	12	0.6	200	22
碗豆莢	100	36	3.1	200	63
青椒	100	22	0.9	190	22
蔥	100	28	0.5	180	26
荷蘭豆	100	43	2.9	160	62
洋蔥	100	37	1.0	150	33

食物	重量（公克）	熱量（大卡）	蛋白質（公克）	鉀（毫克）	磷（毫克）
綠豆芽	100	14	1.7	69	25
杏鮑菇	100	24	3.6	460	120
蘑菇／洋菇	100	11	2.9	350	100
金針菇	100	22	2.7	340	110
舞菇	100	16	3.7	330	130
鴻喜菇	100	14	2.1	300	75
香菇	100	18	3.0	280	73

以下是常見的乾燥、加工蔬菜類，這些食材在儲藏、風味或料理方便性上經常被使用，但也要留意鉀、鈉、磷含量，尤其是醃製的蔬菜類。

食物名稱	重量（公克）	熱量（大卡）	蛋白質（公克）	鹽（公克）	鉀（毫克）	磷（毫克）
番茄罐頭（整顆）	100	20	0.9	0.7	240	26
蘿蔔乾	20	55.8	1.2	0.1	640	42
香菇（乾）	20	36.4	3.9	0	420	62
黑木耳（乾）	20	33.4	1.6	0	200	46
切片海帶芽（乾）	20	27.6	3.6	4.8	88	58
海帶芽	20	2.2	0.3	0.3	2.4	6.2

■ 油脂與堅果種子類

堅果種子類以一湯匙約十五公克為一份油脂，酪梨一份為四十公克估算，如下表：

食物	重量（公克）	熱量（大卡）	蛋白質（公克）	鹽（公克）	鉀（毫克）	磷（毫克）
酪梨（可食部分）	40	74.9	1	0	308.6	22

食物	重量（公克）	熱量（大卡）	蛋白質（公克）	鹽（公克）	鉀（毫克）	磷（毫克）
南瓜子（烘焙）	15	85.7	4.1	0	126.4	165
杏仁（油炸）	15	90	2.8	0	111.4	51.4
腰果（油炸）	15	86.3	3.0	0	88.1	73.1
胡桃（烘培）	15	100	2.3	0	80	42.5
白芝麻（烘焙）	15	90	3.0	0	61.7	83.3
開心果（烘焙）	15	90	2.3	0	142.5	67.5
夏威夷豆（烘焙）	15	108	1.2	0	45	21
松子（烘焙）	15	103.6	2.2	0	92.7	83.2
花生（烘焙）	15	61.2	2.8	0	79.6	40.4

■ 加工調理食品及其他類

以下所列食物分量皆以市售常見一份或一般食用量為基準。

食物	重量（公克）	熱量（大卡）	蛋白質（公克）	鹽（公克）	鉀（毫克）	磷（毫克）
培根	20克／片	81	2.6	0.4	42	46
魚板	20克／個	19	2.4	0.5	22	12
蟹肉棒	11克／個	10	1.3	0.2	8	8
甜不辣	65克／片	90	8.1	1.2	39	46
蒟蒻	250克／塊	13	0.3	0	83	13
蒟蒻絲	70克／份	4	0.1	0	8	7

＊培根屬於油脂類，非豆魚蛋肉類

■ 麵包、糕點及零嘴類

以下所列食物分量皆以市售常見一份或一般食用量為基準。

食物	重量（公克）	熱量（大卡）	蛋白質（公克）	鹽（公克）	鉀（毫克）	磷（毫克）
白吐司	45	119	4.2	0.6	44	37
葡萄麵包	35	94	2.9	0.4	74	30
法國麵包	30	84	2.8	0.5	33	22
牛角麵包	45	202	3.6	0.5	41	30
紅豆麵包	95	266	7.5	0.7	73	70
奶油麵包	85	259	8.8	0.8	102	102
果醬麵包	110	327	7.3	0.9	105	73
巧克力螺旋麵包	80	246	4.0	0.4	120	70
甜甜圈	50	194	3.6	0.4	55	40
蜂蜜蛋糕	50	160	3.1	0.1	40	48
草莓奶油蛋糕	80	275	5.9	0.2	75	96
瑪德蓮	25	111	1.4	0.2	19	18
泡芙（奶油）	120	294	10.1	0	120	156
蘋果派	130	395	5.2	0.9	81	40
鯛魚燒（紅豆餡）	110	244	4.8	0.1	66	61
銅鑼燒（紅豆餡）	75	213	4.7	0.2	128	56
艾草麻糬	50	115	2.1	0	24	25
原味麻糬（無調味）	55	129	2.3	0	36	43
大福（紅豆餡）	70	165	3.4	0.1	32	41
玉米片	30	114	2.4	0.6	28.5	13.5
烤海苔（無調味）	30	60	12	0	720	210
米香	30	115	1	0	10	5
厚燒仙貝	30	111.7	2.3	0.7	38.3	30
油炸仙貝	30	140	1.8	0.4	24.0	26
煎餅	30	120	2.4	0	33	27
一般餅乾	30	150	1.5	0	30	15
洋芋片	30	166	1.4	0.4	360	30

食物	重量（公克）	熱量（大卡）	蛋白質（公克）	鹽（公克）	鉀（毫克）	磷（毫克）
爆米花	30	146.7	3	0.3	90	86.7
牛奶糖	30	132	1.2	0	54	30
白巧克力	30	176	2.2	0	102	64
牛奶巧克力	30	168	2.2	0	132	72
布丁	110	139	6.1	0.2	154	121
冰淇淋	80	144	3.1	0.2	152	95
牛奶冰棒	30	50	1	0.1	42	30

■ 飲品類

以每一百毫升為基準，以鉀含量由高至低排序。

食物	重量（毫升）	熱量（大卡）	蛋白質（公克）	鹽（公克）	鉀（毫克）	磷（毫克）
玉露	100	5	1.3	0	340	30
可可牛奶	100	115	3.8	0.2	230	113
純可可	100	84	3.4	0.1	223	102
柳橙濃縮還原果汁	100	42	0.7	0	190	18
柳橙原汁	100	42	0.8	0	180	20
葡萄柚原汁	100	40	0.6	0	180	12
葡萄柚濃縮還原果汁	100	35	0.7	0	160	12
橘子原汁	100	41	0.5	0	130	11
橘子濃縮還原果汁	100	38	0.5	0	110	9
蘋果濃縮還原果汁	100	43	0.1	0	110	9
咖啡飲料（含牛奶）	100	56	2.2	0.1	85	55
蘋果原汁	100	44	0.2	0	77	6
咖啡（咖啡液）	100	4	0.2	0	65	7
即溶咖啡（咖啡液）	100	4	0.2	0	48	5
煎茶	100	2	0.2	0	27	2
焙茶	100	0	0	0	24	1

食物	重量（毫升）	熱量（大卡）	蛋白質（公克）	鹽（公克）	鉀（毫克）	磷（毫克）
烏龍茶	100	0	0	0	13	2
紅茶	100	1	0	0	8	1
玄米茶	100	0	0	0	0	1
麥茶	100	1	0	0	0	0
蘇打	100	41	0	0	0	0
可樂	100	46	0.1	0	0	11

■ 調味品及醬類

食物	重量（毫升／公克）	熱量（大卡）	蛋白質（公克）	鹽（公克）	鉀（毫克）	磷（毫克）
奶精	20	44	1.2	0	12	32
杏桃果醬	20	52.4	0.1	0	15.2	1
草莓果醬	20	51.4	0.1	0	13.3	2.9
蘋果果醬	20	42.9	0	0	6.7	1
橘子果醬	20	51.4	0	0	5.7	1
藍莓果醬	20	36.2	0.1	0	15.2	2.9
黑糖	20	70	0.3	0	220	5
楓糖	20	51.4	0	0	45.7	0

附錄二

常見食物的代換方式，多元不單調

各類食物提供的營養素不盡相同，應該要多樣化選擇，可以參考**衛生福利部國民健康署公版的食物代換表**，輕鬆代換六大類食物，也能吃得更多元化，達到健康飲食的目的。

■ 食物代換表

品名	蛋白質（公克）	脂肪（公克）	醣類（公克）	熱量（大卡）
乳品類(全脂)	8	8	12	150
乳品類(低脂)	8	4	12	120
乳品類(脫脂)	8	+	12	80
豆魚蛋肉類(低脂)	7	3	+	55
豆魚蛋肉類(中脂)	7	5	+	75
豆魚蛋肉類(高脂)	7	10	+	120
全穀雜糧類	2	+	15	70
蔬菜類	1		5	25
水果類	+		15	60
油脂與堅果種子類		5		45

+：代表微量

1. 全穀雜糧類

以下為一份全穀雜糧類的攝取量，皆含有蛋白質二公克，醣類有十五公克，熱量七十大卡。

名稱	分量	可食重（公克）
米類		
米、黑米、小米、糯米、糙米、什穀米、胚芽米等	1/8 杯（米杯）	20
白飯	1/4 碗	40
粥（稠）	1/2 碗	125
芋頭糕		60
蘿蔔糕（6×8×1.5 公分）	1 塊	50
豬血糕		35
白年糕、小湯圓（無餡）	約 10 粒	30
麥類		
大麥、小麥、蕎麥		20
麥粉	4 湯匙	20
麥片	3 湯匙	20
麵粉	3 湯匙	20
麵條（乾）		20
麵條（溼）		30
麵條（熟）	1/2 碗	60
拉麵		25
油麵	1/2 碗	45
鍋燒麵（熟）		60
◎通心粉（乾）、義大利麵（乾）、全麥		20
麵線（乾）		25
餃子皮	3 張	30
餛飩皮	3～7 張	30
春捲皮	1 又 1/2 張	30
饅頭	1/3 個（中）	30
山東饅頭	1/6 個	30
吐司、全麥吐司	1/2～1/3 片	30
餐包	1 個（小）	30
漢堡麵包	1/2 個	25
△菠蘿麵包（＋1 茶匙油）	1/3 個（小）	30
△奶酥麵包（＋1 茶匙油）	1/3 個（小）	30
蘇打餅乾	3 片	20
△燒餅（＋1/2 茶匙油）	1/4 個	20
△油條（＋3 茶匙油）	2/3 根	40
◎甜不辣		70

名稱	分量	可食重（公克）
根莖類		
馬鈴薯（3 個／斤）	1/2 個（中）	90
番薯（4 個／斤）	1/2 個（小）	55
山藥	1 塊	80
芋頭	1/5 個（中）	55
荸薺	8 粒	100
蓮藕		100
雜糧類		
玉米或玉米粒	2/3 根	85
爆米花（不加奶油）	1 杯	15
◎薏仁	1 又 1/2 湯匙	20
◎蓮子（乾）	40 粒	25
栗子（乾）	3 粒（大）	20
菱角	8 粒	60
南瓜		85
◎豌豆仁		70
◎皇帝豆		65
高蛋白質乾豆類		
◎紅豆、綠豆、花豆（乾）	2 湯匙	25
◎蠶豆（乾）	2 湯匙	20
◎鷹嘴豆（乾）	2 湯匙	25
其他澱粉製品		
＊冬粉（乾）	1/2 把	15
＊藕粉	3 湯匙	20
＊西谷米（粉圓）	1 又 1/2 湯匙	15
＊米苔目（溼）		50
＊米粉（乾）		20
＊米粉（溼）	1/2 碗	30 ～ 50
芋圓、地瓜圓（冷凍）		30
河粉（溼）		25
越南春捲皮（乾）		20
蛋餅皮、蔥油餅皮（冷凍）		35

(1) ＊：代表蛋白質較其他主食低，飲食需限制蛋白質時可多利用；每份蛋白質含量（公克）：冬粉 0.02、藕粉 0.02、西谷米 0.02、米苔目 0.3、米粉 0.1、蒟蒻 0.1。

(2) ◎：代表蛋白量較其他主食為高。每份蛋白質含量（公克）：通心粉 2.5、義大利麵 2.7、甜不辣 8.8、薏仁 2.8、蓮子 4.8、豌豆仁 5.4、紅豆 5.1、綠豆 5.4、花豆 5.3、蠶豆 2.7、刀豆 4.9、鷹嘴豆 4.7、皇帝豆 5.1。

(3) △：代表菠蘿麵包、奶酥麵包、燒餅、油條等油脂含量較高。

2. 水果類

以下為一份水果類的攝取量，含有醣類十五公克，熱量六十大卡。

食物		分量	可食量（公克）
柑橘類	柳丁（4 個／斤）	1 個	130
	香吉士	1 個	130
	椪柑（3 個／斤）	1 個	150
	桶柑（4 個／斤）	1 個	155
	葡萄柚	3/4 個	165
蘋果類	青龍蘋果	小 1 個	115
	五爪蘋果	小 1 個	125
	富士蘋果	小 1 個	130
瓜類	＊哈密瓜	1/4 個	150
	＊木瓜（1 個／斤）	1/3 個	150
	＊＊香瓜（美濃）	2/3 個	165
	＊紅西瓜	1 片	180
	黃西瓜	1/3 個	195
芒果類	金煌芒果	1 片	105
	愛文芒果	1 又 1/2 片	150
芭樂類	＊葫蘆芭樂	1 個	155
	＊土芭樂	1 個	155
	＊泰國芭樂（1 個／斤）	1/3 個	160
梨類	西洋梨	1 個	105
	粗梨	小 1 個	120
	水梨	3/4 個	145
桃類	仙桃	1 個	50
	水蜜桃（4 個／斤）	小 1 個	145
	＊玫瑰桃	1 個	145
	＊＊桃子	1 個	220
李類	黑棗梅（12 個／斤）	3 個	110
	加州李（4 個／斤）	小 1 個	120
	李子（14 個／斤）	4 個	145

＊：代表每份水果含鉀量二百～三百九十九毫克；＊＊：代表每份水果含鉀量大於等於四百毫克。

食物		分量	可食量（公克）
棗類	紅棗	10 個	25
	黑棗	9 個	25
	綠棗	2 個	130
柿類	柿餅	3/4 個	33
	紅柿（6 個／斤）	3/4 個	100
其他	榴槤	1/4 瓣	45
	＊釋迦（3 個／斤）	1/2 個	60
	＊香蕉（3 根／斤）	大的 1/2 根；小的 1 根	70
	櫻桃	9 個	80
	紅毛丹		80
	山竹（7 個／斤）	5 個	84
	葡萄	13 個	85
	＊龍眼	13 個	90
	荔枝（30 個／斤）	9 個	100
	火龍果		110
	＊奇異果（6 個／斤）	1 又 1/2 個	105
	鳳梨（4 斤／個）	1/10 片	110
	百香果（6 個／斤）	2 個	140
	枇杷		155
	＊草莓	小 16 個	160
	蓮霧（6 個／斤）	2 個	165
	楊桃（2 個／斤）	3/4 個	170
	＊聖女番茄	23 個	220
果乾類	椰棗		20
	芭樂乾、鳳梨乾、芒果乾		20
	無花果乾		20
	＊蔓越莓乾、葡萄乾		20
	龍眼乾		22
	黑棗梅		25

3. 乳品類

以下為一份乳品的攝取量。

全脂：每份含蛋白質 8 公克，醣類 12 公克，脂肪 8 公克，熱量 150 大卡					
食物	分量	可食重	食物	分量	可食重
全脂鮮乳	1 杯	240 毫升	＊起司片	2 片	45 公克
全脂奶粉	4 湯匙	30 公克	＊乳酪絲		35 公克
低脂：每份含蛋白質 8 公克，醣類 12 公克，脂肪 4 公克，熱量 120 大卡					
食物	分量	可食重	食物	分量	可食重
低脂鮮乳	1 杯	240 毫升	優酪乳（無糖）	1 杯	240 毫升
低脂奶粉	3 湯匙	25 公克	優格（無糖）	3/4 杯	210 公克
脫脂：每份含蛋白質 8 公克，醣類 12 公克，熱量 80 大卡					
食物	分量	可食重	食物	分量	可食重
脫脂鮮乳	1 杯	240 毫升	脫脂奶粉	2.5 湯匙	20 公克

有「＊」符號，醣類含量較其他乳製品為低，每份醣類含量（公克）：起司片 2.9、乳酪絲 2.1。

4. 豆魚蛋肉類

以下為一份豆魚蛋肉類的攝取量，依照豆製品、海鮮、蛋、家禽、家畜排列。

低脂：每份含蛋白質 7 公克，脂肪 3 公克以下，熱量為 55 大卡		
項目	食物	可食生重（公克）
＊海鮮	◎蝦米	15
	◎小魚乾	10
	◎蝦皮	20
	鰹魚、鮪魚	30
	一般魚類	35
	白鯧	40
	蝦仁	50
	◎◎小卷（鹹）	35
	◎花枝	60
	◎◎章魚	55
	△魚丸（不包肉）（＋ 10 公克碳水化合物）	55
	牡蠣	65

低脂：每份含蛋白質 7 公克，脂肪 3 公克以下，熱量為 55 大卡		
項目	食物	可食生重（公克）
＊海鮮	文蛤	160
	白海參	100
蛋	雞蛋白	60
家畜	豬大里肌（瘦豬前、後腿肉）	35
	牛腱	35
	△牛肉乾（＋ 5 公克碳水化合物）	20
	△豬肉乾（＋ 5 公克碳水化合物）	15
	△火腿（＋ 5 公克碳水化合物）	45
豆類及其製品	黃豆（＋ 5 公克碳水化合物）	20
	黑豆（＋ 10 公克碳水化合物）	25
	毛豆（＋ 5 公克碳水化合物）	50
	豆包	30
	干絲	40
	臭豆腐	50
	無糖豆漿	190 毫升
	麵腸	35
	麵丸	40
	＃烤麩	35
家禽	雞里肉、雞胸肉	30
	雞腿	40
內臟	牛肚	50
	◎雞肫	40
	豬心	45
	◎豬肝	30
	◎◎雞肝	40
	◎膽肝	20
	◎◎豬腎	45
	◎◎豬血	110

註記：

(1) ＊：代表海鮮脂肪量以一公克以下計算。

(2) △：代表含碳水化合物成分，熱量較其他食物為高。

(3) ◎：代表每份膽固醇含量五十～九十九毫克。

(4) ◎◎：代表每份膽固醇含量大於等於一百毫克。

(5) ＃資料來源：中國預防醫學科學院、營養與食品衛生研究所編註之食物成分表。

中脂：每份含蛋白質 7 公克，脂肪 5 公克，熱量為 75 大卡		
項目	食物	可食生重（公克）
海鮮	虱目魚、烏魚、肉鯽、鹹鰮魚、鮭魚	35
	△魚肉鬆（＋ 10 公克碳水化合物）	25
	鱈魚、比目魚	50
	△虱目魚丸、花枝丸（＋ 7 公克碳水化合物）	50
	△旗魚丸、魚丸（包肉）（＋ 7 公克碳水化合物）	60
家畜	豬大排、豬小排	35
	豬後腿肉、豬前腿肉、羊肉、豬腳	35
	△豬肉鬆（＋ 5 公克碳水化合物）、肉脯	20
	低脂培根	40
家禽	雞翅、雞排	40
	雞爪	30
	鴨賞	25
蛋	◎◎雞蛋	55
豆類及其製品	△豆枝（＋ 5 公克油脂，＋ 30 公克碳水化合物）	60
	百頁結	50
	油豆腐	55
	豆豉	35
	五香豆干	35
	小方豆干	40
	黃豆干	70
	傳統豆腐	80
	嫩豆腐	140（1/2 盒）
內臟	豬舌	40
	豬肚	50
	◎◎豬小腸	55
	◎◎豬腦	60

(1) △：代表含碳水化合物成分，熱量較其他食物為高。
(2) ◎◎：代表每份膽固醇含量大於等於一百毫克。

高脂：每份含蛋白質 7 公克，脂肪 10 公克，熱量 120 大卡		
項目	食物	可食生重（公克）
海鮮	秋刀魚	35
家畜	牛肉條	40
	豬肉酥（＋ 5 公克碳水化合物）	20
內臟	◎雞心	45

高脂：每份含蛋白質 7 公克，脂肪 10 公克，熱量 120 大卡		
項目	食物	可食生重（公克）
加工製品	素雞	40
	素魚	35
	百頁豆腐	70
	麵筋泡	15
超高脂：每份含蛋白質 7 公克，脂肪 10 公克以上，熱量 135 大卡以上，應少食用		
項目	食物	可食生重（公克）
家畜	豬蹄膀、牛腩	40
	梅花肉	35
	◎◎豬大腸	100
加工製品	香腸、蒜味香腸、五花臘肉	40
	熱狗、五花肉	50
	素肉燥（＋ 10 公克碳水化合物）	65

(1) ◎：代表每份膽固醇含量五十～九十九毫克。

(2) ◎◎：代表每份膽固醇含量大於等於一百毫克。

5. 蔬菜類

蔬菜類每份生重（未煮熟前）為一百公克，不管是葉菜類、花菜類、瓜類、蕈菇類都同等重量，每份提供蛋白質一公克，醣類五公克，熱量二十五大卡。

根莖類：胡蘿蔔、白蘿蔔、牛蒡、大頭菜、甜菜根等。

莖菜類：蘆筍、竹筍、茭白筍等。

葉菜類：小白菜、菠菜、紅鳳菜、青江菜、芹菜、萵苣等。

十字花科：綠白花椰菜、甘藍等。

豆莢類：碗豆莢、四季豆、翼豆、長豆等。

瓜果類：大黃瓜、小黃瓜、蒲瓜、絲瓜等。

茄果類：大番茄、茄子、甜椒、辣椒等。

蕈菇類：草菇、香菇、鴻喜菇、美白菇、杏鮑菇、黑白木耳等。

其他：玉米筍、秋葵等。

6. 油脂與堅果種子類

可以用簡單輕鬆的方式，大部分堅果種子類一份為一湯匙（十五公克），食用油一份為一茶匙（五公克）。每份提供脂肪五公克，熱量四十五大卡。

項目	食物	可食量（公克）	分量	蛋白質（公克）
堅果類	△瓜子	15	1 湯匙	4
	△南瓜子、葵花子	10	1 湯匙	2
	△各式花生仁	13	10 粒	4
	花生粉	13	2 湯匙	4
	△黑(白)芝麻	10	4 茶匙	1
	△杏仁果	7	5 粒	2
	△腰果	10	5 粒	2
	△開心果	10	15 粒	2
	△核桃仁	7	2 粒	1

項目	食物	可食量（公克）	分量
食用油	植物油（大豆油、玉米油、花生油、紅花籽油、葵花油、麻油、椰子油、棕櫚油、橄欖油、芥花油等）	5	1 茶匙
	動物油（牛油、豬油、雞油）	5	1 茶匙
其他	椰漿（＋1.5 公克碳水化合物）	30	
	椰奶（＋2 公克碳水化合物）	55	
	＃酪梨（＋3 公克碳水化合物）	40	2 湯匙（1/6 個）
	△培根	15	1 片
	△奶油乳酪（cream cheese）	12	2 茶匙
	瑪琪琳、酥油	6	1 茶匙

項目	食物	可食量（公克）	分量
其他	蛋黃醬	8	1 茶匙
	△花生醬	9	1 茶匙
	沙拉醬（法國式、義大利式）	10	2 茶匙
	鮮奶油	13	1 湯匙

△：代表熱量主要來自脂肪，但亦含有少許蛋白質大於等於一公克。

資料來源：Mahan and Raymond (2016) Food & the Nutrition Care Process 14th ed, p.1025

附錄三

參考資料

前言：淪為洗腎王國，莫忽視國民病

1. 美國腎臟登錄資料系統（USRDS）。
2. 《2025 年臺灣慢性腎臟病臨床診療指引》。
3. 臺灣腎臟醫學會《2023 臺灣腎病年報》。
4. 衛生福利部國民健康署。
5. 衛生福利部食品藥物管理署。
6. 2017-2020 年國民營養健康狀況變遷調查。
7. Prasad R, Jha RK, Keerti A. Chronic Kidney Disease: Its Relationship With Obesity. Cureus. 2022 Oct 21;14(10):e30535. doi: 10.7759/cureus.30535.
8. Jacob P, McCafferty K. Assessment and management of chronic kidney disease in people living with obesity. Clin Med (Lond). 2023 Jul;23(4):353-356.
9. 徐碧村（2011），社區第二型糖尿病流行病學初探～以社區長期追蹤世代分析（碩士論文，國立臺灣大學），華藝線上圖書館。

Chapter 1：守護健康腎臟，從日常中著手

1. 聯合國糧食及農業組織 NOVA 食物分類系統。
2. Ranganathan N, Anteyi E. The Role of Dietary Fiber and Gut Microbiome Modulation in Progression of Chronic Kidney Disease. Toxins (Basel). 2022 Mar 2;14(3):183.
3. Sanna S, van Zuydam NR, Mahajan A, Kurilshikov A, Vich Vila A, Võsa U, Mujagic Z, Masclee AAM, Jonkers DMAE, Oosting M, Joosten LAB, Netea MG, Franke L, Zhernakova A, Fu J, Wijmenga C, McCarthy MI. Causal relationships among the gut microbiome, short-chain fatty acids and metabolic diseases. Nat Genet. 2019 Apr;51(4):600-605.
4. Cheng J, Hu H, Ju Y, Liu J, Wang M, Liu B, Zhang Y. Gut microbiota-derived short-chain fatty acids and depression: deep insight into biological mechanisms and potential applications. Gen Psychiatr. 2024 Feb 19;37(1):e101374.

5. Snelson M, Kellow NJ, Coughlan MT. Modulation of the Gut Microbiota by Resistant Starch as a Treatment of Chronic Kidney Diseases: Evidence of Efficacy and Mechanistic Insights. Adv Nutr. 2019 Mar 1;10(2):303-320.
6. Cao Z, Xu C, Zhang P, Wang Y. Associations of sedentary time and physical activity with adverse health conditions: Outcome-wide analyses using isotemporal substitution model. EClinicalMedicine. 2022 Apr 28;48:101424.

Chapter 2：未洗腎與洗腎患者的護腎飲食攻略

1. Kidney Disease: Improving Global Outcomes (KDIGO) CKD Work Group. KDIGO 2024 Clinical Practice Guideline for the Evaluation and Management of Chronic Kidney Disease. Kidney Int. 2024 Apr;105(4S):S117-S314.
2. Marinangeli CPF, House JD. Potential impact of the digestible indispensable amino acid score as a measure of protein quality on dietary regulations and health. Nutr Rev. 2017 Aug 1;75(8):658-667. doi: 10.1093/nutrit/nux025. Erratum in: Nutr Rev. 2017 Aug 1;75(8):671.
3. KDOQI Clinical Practice Guideline for Nutrition in CKD: 2020 Update. Am J Kidney Dis. 2020 Sep;76(3 Suppl 1):S1-S107.
4. Inaba M, Okuno S, Ohno Y. Importance of Considering Malnutrition and Sarcopenia in Order to Improve the QOL of Elderly Hemodialysis Patients in Japan in the Era of 100-Year Life. Nutrients. 2021 Jul 12;13(7):2377.

Chapter 3：掌握三低一高，腎友安心吃

1. McMahon EJ, Campbell KL, Bauer JD, Mudge DW, Kelly JT. Altered dietary salt intake for people with chronic kidney disease. Cochrane Database Syst Rev. 2021 Jun 24;6(6):CD010070.
2. Vrdoljak I, Panjkota Krbavčić I, Bituh M, Vrdoljak T, Dujmić Z. Analysis of different thermal processing methods of foodstuffs to optimize protein, calcium, and phosphorus content for dialysis patients. J Ren Nutr. 2015 May;25(3):308-15.
3. 胡懷玉、金惠民、駱菲莉（2009），加熱前處理對蔬菜鉀流失率之影響，臺灣膳食營養學雜誌，1:2 2009.12[民 98.12]，21-28。
4. Kwon YJ, Lee HS, Park GE, Lee JW. Association Between Dietary Fiber Intake and All-Cause and Cardiovascular Mortality in Middle Aged and Elderly Adults With Chronic Kidney Disease. Front Nutr. 2022 Apr 19;9:863391.
5. 張友駿、顏妙芬（2016），解密楊桃：與腎臟的糾葛。台灣家庭醫學雜誌，26(4)，228-234。

Chapter 5：成為營養偵探，拆穿飲食迷思

蛋白質吃太多，腎臟會壞掉？蛋白質應該吃多少？

1. 國人膳食營養素參考攝取量第八版。
2. Wu G. Dietary protein intake and human health. Food Funct. 2016 Mar;7(3):1251-65.
3. Knight EL, Stampfer MJ, Hankinson SE, Spiegelman D, Curhan GC. The impact of protein intake on renal function decline in women with normal renal function or mild renal insufficiency. Ann Intern Med. 2003 Mar 18;138(6):460-7.

雞蛋吃生的比熟食營養？雞蛋不能吃蛋黃？

1. Evenepoel P, Geypens B, Luypaerts A, Hiele M, Ghoos Y, Rutgeerts P. Digestibility of cooked and raw egg protein in humans as assessed by stable isotope techniques. J Nutr. 1998 Oct;128(10):1716-22.
2. Kuang H, Yang F, Zhang Y, Wang T, Chen G. The Impact of Egg Nutrient Composition and Its Consumption on Cholesterol Homeostasis. Cholesterol. 2018 Aug 23;2018:6303810.

吃黃豆會尿酸高、痛風，也可能影響腎臟？

1. Choi HK, Atkinson K, Karlson EW, Willett W, Curhan G. Purine-rich foods, dairy and protein intake, and the risk of gout in men. N Engl J Med. 2004 Mar 11;350(11):1093-103.
2. 2016《痛風與高尿酸血症診治指引》。

香菜水可以幫助腎臟排毒？

Lakhera A, Ganeshpurkar A, Bansal D, Dubey N. Chemopreventive role of Coriandrum sativum against gentamicin-induced renal histopathological damage in rats. Interdiscip Toxicol. 2015 Jun;8(2):99-102.

發酵食物有好菌，助排毒？

Watanabe H, Sasatani M, Doi T, Masaki T, Satoh K, Yoshizumi M. Protective Effects of Japanese Soybean Paste (Miso) on Stroke in Stroke-Prone Spontaneously Hypertensive Rats (SHRSP). Am J Hypertens. 2017 Dec 8;31(1):43-47.

植物性蛋白比動物性蛋白好？吃素對腎臟比較好？

1. Kidney Disease: Improving Global Outcomes (KDIGO) CKD Work Group. KDIGO 2024 Clinical Practice Guideline for the Evaluation and Management of Chronic Kidney Disease.

2. Tang WH, Wang Z, Levison BS, Koeth RA, Britt EB, Fu X, Wu Y, Hazen SL. Intestinal microbial metabolism of phosphatidylcholine and cardiovascular risk. N Engl J Med. 2013 Apr 25;368(17):1575-84.
3. Sakaguchi Y, Kaimori JY, Isaka Y. Plant-Dominant Low Protein Diet: A Potential Alternative Dietary Practice for Patients with Chronic Kidney Disease. Nutrients. 2023 Feb 16;15(4):1002.
4. Zhang J, Liu J, Su J, Tian F. The effects of soy protein on chronic kidney disease: a meta-analysis of randomized controlled trials. Eur J Clin Nutr. 2014 Sep;68(9):987-93.
5. Chen ST, Ferng SH, Yang CS, Peng SJ, Lee HR, Chen JR. Variable effects of soy protein on plasma lipids in hyperlipidemic and normolipidemic hemodialysis patients. Am J Kidney Dis. 2005 Dec;46(6):1099-106.
6. Azadbakht L, Esmaillzadeh A. Soy-protein consumption and kidney-related biomarkers among type 2 diabetics: a crossover, randomized clinical trial. J Ren Nutr. 2009 Nov;19(6):479-86. 2009 Sep 15. PMID: 19758824.

貧血要多吃紅肉、紅豆補血？腎性貧血是什麼？

Monsen ER. Iron nutrition and absorption: dietary factors which impact iron bioavailability. J Am Diet Assoc. 1988 Jul;88(7):786-90.

維生素 D 對腎臟有益處？腎友缺乏維生素 D 比例高

1. Grant WB, Holick MF. Benefits and requirements of vitamin D for optimal health: a review. Altern Med Rev. 2005 Jun;10(2):94-111.
2. Yeung WG, Toussaint ND, Badve SV. Vitamin D therapy in chronic kidney disease: a critical appraisal of clinical trial evidence. Clin Kidney J. 2024 Jul 18;17(8):sfae227.
3. Kandula P, Dobre M, Schold JD, Schreiber MJ Jr, Mehrotra R, Navaneethan SD. Vitamin D supplementation in chronic kidney disease: a systematic review and meta-analysis of observational studies and randomized controlled trials. Clin J Am Soc Nephrol. 2011 Jan;6(1):50-62.
4. Samanek AJ, Croager EJ, Gies P, Milne E, Prince R, McMichael AJ, Lucas RM, Slevin T; Skin Cancer Prevention. Estimates of beneficial and harmful sun exposure times during the year for major Australian population centres. Med J Aust. 2006 Apr 3;184(7):338-41.
5. Matsuoka LY, Wortsman J, Haddad JG, Kolm P, Hollis BW. Racial pigmentation and the cutaneous synthesis of vitamin D. Arch Dermatol. 1991 Apr;127(4):536-8.

魚油對腎臟有益處？

1. Hu J, Liu Z, Zhang H. Omega-3 fatty acid supplementation as an adjunctive therapy in the treatment of chronic kidney disease: a meta-analysis. Clinics (Sao Paulo). 2017 Jan 1;72(1):58-64.

2. Fazelian S, Moradi F, Agah S, Hoseini A, Heydari H, Morvaridzadeh M, Omidi A, Pizarro AB, Ghafouri A, Heshmati J. Effect of omega-3 fatty acids supplementation on cardio-metabolic and oxidative stress parameters in patients with chronic kidney disease: a systematic review and meta-analysis. BMC Nephrol. 2021 May 1;22(1):160.
3. Ong KL, Marklund M, Huang L, Rye KA, Hui N, Pan XF, Rebholz CM, Kim H, Steffen LM, van Westing AC, Geleijnse JM, Hoogeveen EK, Chen YY, Chien KL, Fretts AM, Lemaitre RN, Imamura F, Forouhi NG, Wareham NJ, Birukov A, Jäger S, Kuxhaus O, Schulze MB, de Mello VD, Tuomilehto J, Uusitupa M, Lindström J, Tintle N, Harris WS, Yamasaki K, Hirakawa Y, Ninomiya T, Tanaka T, Ferrucci L, Bandinelli S, Virtanen JK, Voutilainen A, Jayasena T, Thalamuthu A, Poljak A, Bustamante S, Sachdev PS, Senn MK 2nd, Rich SS, Tsai MY, Wood AC, Laakso M, Lankinen M, Yang X, Sun L, Li H, Lin X, Nowak C, Ärnlöv J, Risérus U, Lind L, Le Goff M, Samieri C, Helmer C, Qian F, Micha R, Tin A, Köttgen A, de Boer IH, Siscovick DS, Mozaffarian D, Wu JH. Association of omega 3 polyunsaturated fatty acids with incident chronic kidney disease: pooled analysis of 19 cohorts. BMJ. 2023 Jan 18;380:e072909.

益生菌可以逆轉腎？菌種、菌株傻傻分不清？

1. Ranganathan N, Ranganathan P, Friedman EA, Joseph A, Delano B, Goldfarb DS, Tam P, Rao AV, Anteyi E, Musso CG. Pilot study of probiotic dietary supplementation for promoting healthy kidney function in patients with chronic kidney disease. Adv Ther. 2010 Sep;27(9):634-47.
2. Wang IK, Yen TH, Hsieh PS, Ho HH, Kuo YW, Huang YY, Kuo YL, Li CY, Lin HC, Wang JY. Effect of a Probiotic Combination in an Experimental Mouse Model and Clinical Patients With Chronic Kidney Disease: A Pilot Study. Front Nutr. 2021 May 31;8:661794.

CARE 系列 098

吃出好腎力：營養師的全方位護腎飲食

作者 陳怡婷

九年醫院營養師相關經驗，專長為腎臟病、糖尿病、減重、銀髮族等營養照護，具有中華民國高考營養師、腎臟專科營養師、糖尿病衛教師、體重管理營養師等多張證書。

現職為醫院臨床營養師，為各大媒體雜誌的專業諮詢營養師，超過一百場企業、長照機構、社區、學校等講座經驗。對烹飪很有興趣，喜歡做簡易方便又營養健康的料理，「品嘗營養的食物，吃出健康的身體」，擺脫健康食物不好吃的刻板印象！

著有《選食：營養師的一日三餐減醣餐盤》。

副總編輯 邱憶伶 | 副主編 陳映儒 | 封面設計 黃千芮 | 內頁設計 黃雅藍
董事長 趙政岷 | 出版者 時報文化出版企業股份有限公司
108019 臺北市和平西路三段 240 號 3 樓 | 發行專線—(02)2306-6842
讀者服務專線—0800-231-705．(02)2304-7103 | 讀者服務傳真—(02)2304-6858
郵撥—19344724 時報文化出版公司 | 信箱—10899 臺北華江橋郵局第 99 信箱
時報悅讀網—http://www.readingtimes.com.tw
電子郵件信箱—newstudy@readingtimes.com.tw
時報悅讀俱樂部—https://www.facebook.com/readingtimes.2
法律顧問 理律法律事務所 陳長文律師、李念祖律師 | 印刷 勁達印刷有限公司
初版一刷 2025 年 8 月 15 日 | 定價 新臺幣 480 元
（缺頁或破損的書，請寄回更換）

吃出好腎力：營養師的全方位護腎飲食／陳怡婷著 . -- 初版 . -- 臺北市：時報文化出版企業股份有限公司 , 2025.08, 304 面；17×23 公分 . --（Care 系列；98）
ISBN 978-626-419-685-7（平裝）
1. CST：腎臟疾病　2. CST：健康飲食
415.81　　114009831

ISBN 978-626-419-685-7
Printed in Taiwan

時報文化出版公司成立於 1975 年，並於 1999 年股票上櫃公開發行，
於 2008 年脫離中時集團非屬旺中，以「尊重智慧與創意的文化事業」為信念。